Der Testknacker bei Führerscheinverlust

Theodor Rieh

Der Testknacker bei Führerscheinverlust

Rechtslage

Ablauf des Verfahrens

Vorbereitung auf die medizinisch-psychologische Untersuchung

Mit Sonderkapitel für drogenauffällige Kraftfahrer

Rechtsstand: 1. Februar 2000

FALKEN

Im FALKEN Verlag sind noch weitere interessante Rechtsratgeber erschienen. Sie sind überall erhältlich, wo es Bücher gibt.

Sie finden uns im Internet: **www.falken.de**

Dieses Buch wurde auf chlorfrei gebleichtem und säurefreiem Papier gedruckt.

Der Text dieses Buches entspricht den Regeln der neuen deutschen Rechtschreibung.

ISBN 3 8068 2113 5

Umschlaggestaltung: Peter Udo Pinzer
Titelbild: Danilo Lex, Wiesbaden
Redaktion: Winfried Schindler

Satz: FROMM MediaDesign GmbH, Selters/Ts.
Gesamtkonzeption: FALKEN Verlag, D-65527 Niedernhausen/Ts.

817 2635 44

Inhalt

Mein Führerschein ist weg

Damals, als Sie Ihren Führerschein gemacht haben – das mag vor kurzem gewesen sein oder vor vielen Jahren – war alles ganz einfach: Die einzige Schwierigkeit, die Sie zu meistern hatten, war der Erwerb der nötigen fahrtechnischen Fertigkeiten. Sie haben ein bisschen Theorie gepaukt, haben in 10, 20 oder mehr Fahrstunden ausreichende Praxis erworben und dann – wahrscheinlich auf Anhieb – die Fahrprüfung bestanden.

Dieser damals so – relativ – leicht erworbene Führerschein ist jetzt weg. Die Polizei hat ihn eingezogen, weil Sie mit Alkohol am Steuer aufgefallen sind; sei es, dass Sie in eine Routinekontrolle gekommen sind, sei es, dass Ihre Schlangenlinien Sie verraten haben oder dass Sie in einen Unfall verwickelt waren. Das Gericht hat gegen Sie eine Sperrfrist verhängt und eine fühlbare Geldstrafe kassiert.

Mit Ihrem Schicksal sind Sie hierzulande in zahlreicher und fast ausschließlich männlicher Gesellschaft: Jahr für Jahr verlieren in der Bundesrepublik Deutschland ca. 250 000 Kraftfahrer für unterschiedlich lange Zeit ihren Führerschein wegen Alkohol am Steuer. Weniger als 5 % der ertappten Alkoholsünder sind dabei Frauen. Wir können daraus schließen, dass möglicherweise schon das Trinken an sich, auf jeden Fall aber das Betrunken-Fahren ausgesprochene Männersache ist.

Zweifel an der Fahreignung

Als wenn Geldstrafe, Gefängnisstrafe (hoffentlich auf Bewährung) und Führerscheinsperre nicht schon genug wären, setzt Ihre zuständige Führerscheinstelle jetzt noch einen drauf und teilt Ihnen mit, man habe wegen Ihrer Trunkenheitsfahrt(en) Zweifel an Ihrer Fahreignung. Um diese Eignungszweifel auszuräumen, sei es notwendig, dass Sie sich einer »medizinisch-psychologischen Untersuchung (MPU)« bei einer amtlich anerkannten »Begutachtungsstelle für Fahreignung (BfF)« unterziehen müssten. MPU, BfF – bei diesen Begriffen herrscht einiger, für Außenstehende manchmal nur schwer durchschaubarer Wirrwarr. MPU kann nämlich auch heißen: medizinisch-psychologische Untersuchungsstelle und meint damit das Gleiche wie das oben verwendete Kürzel »BfF«, das für »Begutachtungsstelle für Fahreignung« steht. Oder man sagt gleich MPI und meint »Medizinisch-Psychologisches Institut«.

Was ist eine MPU?

Im Rahmen dieses Ratgebers soll der Wirrwarr in Grenzen bleiben. MPU steht für medizinisch-psychologische Untersuchung. BfF soll heißen: Begutachtungsstelle für Fahreignung. Irgendwelche Abweichungen sind gesondert gekennzeichnet.

Träger solcher Begutachtungsstellen für Fahreignung waren einst die Technischen Überwachungs-Vereine (TÜV), die lange Zeit praktisch eine Monopolstellung innehatten. Das lag daran, dass es der TÜV war, der diese Fahreignungsbegutachtungen angeregt und entwickelt hatte und logischerweise auch für lange Zeit die einzige Institution war, die das nötige Know-how hatte. Inzwischen sind die Dinge in Bewegung gekommen.

Die Regelung in den neuen Bundesländern

Nach der Wiedervereinigung hatte die DEKRA in den neuen Bundesländern den Fuß ein bisschen schneller in der Tür, dort ist das TÜV-Monopol gar nicht erst eingeführt worden, mit der Folge, dass auch in den alten Bundesländern das Monopol rasch bröckelte. Inzwischen tummeln sich auf dem Markt auch einige andere amtlich zugelassene Begutachtungsstellen in freier Trägerschaft, wie PIMA, AVUS, Dr. Mahnke & Partner. Selbst in Bayern, wo noch bis Ende 1998 das TÜV-Monopol hochgehalten wurde, haben sich die Verhältnisse geändert. Seit dem 1. Januar 1999 können sich auch im südöstlichen Freistaat private Anbieter für eine medizinisch-psychologische Untersuchungsstelle bewerben. Der »MPU-Tourismus« von Bayern nach Sachsen wird also schon bald erheblich schwächer werden.

Eignungszweifel also sind bei Ihnen auszuräumen, amtlich formulierte Eignungszweifel: »Ist zu erwarten, dass Herr X auch künftig ein Kraftfahrzeug unter Alkoholeinfluss führen wird und/oder liegen als Folge eines unkontrollierten Alkoholkonsums Beeinträchtigungen vor, die das sichere Führen eines Kraftfahrzeuges infrage stellen?« So lautet die offizielle Fragestellung gemäß den Eignungsrichtlinien. Eignungszweifel – der behördliche Argwohn bereitet Ihnen einigen Verdruss. Besonders, wenn Sie nach einigem Herumhorchen erfahren, dass viele Kraftfahrer, die ebenso wie Sie Ihren Führerschein wegen Alkohol am Steuer verloren haben, ihn nach Ablauf der Sperrfrist wiederbekommen – einfach so, ohne irgendwelche langwierigen und lästigen Untersuchungen.

Um meinen Führerschein muss ich kämpfen

Zum Ärger kommen sehr bald Befürchtungen, sobald Ihnen klar wird, dass eine solche MPU alles andere als eine (kostspielige) Formsache ist: Man kann bei einer solchen Untersuchung tatsächlich »durchfallen«. Und wie: Nur ca. ein Viertel der Untersuchten bekommt ein positives Gutachten und damit den begehrten Führerschein zurück.

So (oder so ähnlich) haben Sie es vermutlich schon in der Presse gelesen, im Rundfunk gehört oder im Fernsehen vernommen. Diese Information ist korrekt – allerdings um ein entscheidendes Detail verkürzt. Vollständig müsste es nämlich heißen: Nur ca. ein Viertel der Untersuchten bekommt ein positives Gutachten und damit *ohne weitere Auflagen* den begehrten Führerschein.

Hinter dieser Wortklauberei steckt ein – gar nicht mal so kleiner – Trost für Sie: »Ein Viertel positive Gutachten« bedeutet nämlich nicht »drei Viertel negative Gutachten«. So einfach ist die MPU-Arithmetik deshalb nicht, weil der MPU-Gutachter nicht nur zwei, sondern drei Entscheidungsalternativen besitzt:

Die Entscheidungsalternativen des Gutachtens

- Er kann, wie gesagt, ein so genanntes »positives Gutachten« schreiben, in dem er zu dem Schluss kommt, dass die Eignungsbedenken der Verwaltungsbehörde nunmehr als ausgeräumt gelten können, Sie also Ihren Führerschein wiederbekommen könnten. Dann ist alles für Sie in Ordnung, jedenfalls in dieser Hinsicht und fürs Erste.
- Der Gutachter kann sich jedoch auch für ein »negatives Gutachten« entscheiden, in dem es heißt, dass die Eignungsbedenken der Behörde nicht zerstreut werden konnten, dass vielmehr weiterhin zu erwarten sei, dass Sie unter Alkoholeinfluss ein Kraftfahrzeug führen werden. Dann ist guter Rat vielleicht nicht teuer, aber doch kostbar.
- Darüber hinaus kann Ihr Gutachten aber auch in eine »Kurszuweisung« münden, d. h. der Gutachter ist der Meinung, dass momentan, zum Zeitpunkt der Begutachtung, die behördlichen Eignungsbedenken weiter bestehen, diese Eignungsmängel sich jedoch im Rahmen eines Nachschulungskurses für alkoholauffällige Kraftfahrer in aller Regel beheben lassen.

Das ist einerseits schlecht für Sie, denn es bedeutet, dass Sie weitere Zeit verlieren, bis Sie endlich den Führerschein zurückerhal-

ten, außerdem eine Stange Geld ausgeben müssen, denn so ein Kurs ist nicht unbedingt billig.
Das ist andererseits aber auch gut für Sie, denn eine Kurszuweisung bedeutet, dass Sie nach dem Kurs – ohne weitere Überprüfung Ihrer Fahreignung – Ihren Führerschein wiederbekommen. Die Zeit der Ungewissheit ist damit für Sie vorbei.
Die Chancen für Sie sind demnach gar nicht so schlecht, wie man aus manchen Horrormeldungen in den Medien vermuten könnte: Nur ein Viertel (25 %) – das ist richtig – bekommt ein positives Gutachten. Aber immerhin ein weiteres Drittel (35 %) erhält den Führerschein nach Abschluss des Nachschulungskurses wieder. Lediglich die verbleibenden 40 % bleiben übrig, diese Menschen sehen Ihren Führerschein nicht wieder.

Die Konsequenzen des negativen Gutachtens

Nie wieder? Nein, so schlimm ist es auch nicht. Dass 40 % aller Gutachten negativ sind, heißt nicht, dass auch 40 % aller Begutachteten ihren Führerschein nie wieder bekommen. So ein negatives Gutachten ist sicher ärgerlich, aber es ist nicht, dies schon jetzt als Trost gesagt, das Ende aller Wege.
Weitere Untersuchungen stehen Ihnen frei (wir kommen im Kapitel »Das negative Gutachten« noch einmal ausführlich darauf zu sprechen, siehe S. 111 ff.), und es ist ebenfalls eine statistische Tatsache, dass die Wahrscheinlichkeit, ein halbwegs günstiges Gutachten (positiv oder Kurs) zu bekommen, deutlich ansteigt mit der Zahl der bereits erfolglos abgelegten Untersuchungen.
Hartnäckigkeit siegt (in vielen Fällen). Eine MPU und noch eine MPU und dann wieder eine, das ist der plumpe, brachiale Weg, der oft, aber leider nicht immer zum Ziel führt. Es leuchtet ein, dass nicht jeder in beliebigem Umfang Zeit und Geld einsetzen kann, um irgendwann doch seinen Führerschein zurückzubekommen. Jeder Versuch, den Sie vergeblich machen, ist schließlich sehr teuer und kostet Ihr Geld.

Die Kosten der MPU

Zum einen deswegen, weil jeder Monat, den Ihr Führerschein weiterhin entzogen bleibt, für Sie zusätzliche Einbußen an Lebensqualität oder weitere Kosten mit sich bringt. Zum anderen bezahlen Sie für eine MPU wegen Alkohol am Steuer derzeit ca. 630,– DM. Kommen noch andere Verkehrsverstöße – z. B. Unfallflucht – hinzu, dann kann Ihre Gebühr schnell fast 900,– DM betragen. In den neuen Bundesländern sind diese Gebühren derzeit noch ca. 10 % niedriger.
Die genannten Gebühren waren zum Zeitpunkt der Drucklegung gültig, sie ändern (sprich: erhöhen) sich jährlich. Die Untersu-

chungsgebühren werden in regelmäßigen Zeitabständen vom Verkehrsministerium bundesweit festgelegt, sie sind also bei allen Anbietern gleich.

So gesehen lohnt es sich für Sie auf jeden Fall, wenn sie die bevorstehende Untersuchung nicht einfach tatenlos – und von sonnigem Optimismus erfüllt – auf sich zukommen lassen, sondern sich gründlich darauf vorbereiten. Dieser Ratgeber, den Sie soeben erstanden haben oder gerade kritisch prüfen, will Ihnen helfen, Ihren Führerschein so schnell und kostengünstig wie möglich wiederzuerlangen.

Praxistipps aus erster Hand

Die Empfehlungen stammen dabei nicht aus zweiter Hand, sondern sind in der Alltagspraxis gewachsen. Wer seit vielen Jahren als Psychologe solche Gutachten schreibt, kennt das Verfahren und seine Tücken sehr genau – und zwar von der anderen, der – im wahrsten Sinne des Wortes – entscheidenden Seite des Schreibtischs aus. Von diesen praktischen Kenntnissen und Erfahrungen sollen Sie profitieren.

Wir gehen jetzt systematisch vor

Leitfaden für die Lektüre

- Wir werden gemeinsam die Bedeutung jener Begriffe ergründen, mit denen Sie es bisher zu tun hatten bzw. noch zu tun bekommen werden.
- Wir schauen uns an, auf welcher Rechtsgrundlage das Wiedererteilungsverfahren beruht, in dem die MPU nur ein, wenn auch entscheidender Baustein ist.
- Wir wollen klären, wozu Sie als »zu Begutachtender« verpflichtet sind und welche Rechte Sie haben.
- Wir werden uns ausführlich mit dem Ablauf einer solchen Untersuchung beschäftigen und schließlich die Kriterien für ein positives Gutachten herausarbeiten. Viele, auf den ersten Blick einleuchtende Verteidigungsstrategien werden sich dabei als falsch erweisen. Bessere, vorteilhaftere Argumentationslinien werden vorgestellt.

Meinen neuen Führerschein will ich behalten

Welche Ratschläge helfen weiter?

Beim Schreiben eines solchen Ratgebers gibt es für den Autor ein vielleicht ansatzweise, niemals aber zufriedenstellend lösbares Problem: Jeder Hinweis, jeder Ratschlag, der Ihnen helfen soll, bei Ihnen noch vorhandene Eignungsmängel aufzuarbeiten und tatsächlich zu beseitigen, hat auch unliebsame Nebenwirkungen. Unvermeidlicherweise versetzt ein solcher Ratgeber einen hinreichend gewandten Menschen in die Lage, sich durch die Untersuchung zu mogeln, also durch geschicktes Argumentieren und angepasstes Wohlverhalten eine Fahreignung vorzutäuschen, die noch gar nicht vorhanden ist.

»Gönnen Sie doch diesem intelligenten Leidensgenossen«, werden Sie vielleicht einwenden, »den kleinen Triumph, die gar zu ‚klugen' Psychologen ausgetrickst zu haben.« Vom sportlichen Standpunkt – wer legt wen aufs Kreuz? – muss man Ihnen beipflichten. Aber hinter einem auf diese Weise erschlichenen Führerschein lauert ein größeres Problem als der alte, eher spielerisch-heitere Kampf zwischen Schülern und Lehrern, ob der Pauker wohl merkt, dass die Hausaufgaben nur abgeschrieben sind.

Wer fällt durch eine MPU?

Unter den Führerscheinbewerbern, die bei einer MPU »durchfallen«, sind – das muss man ganz klar und illusionslos sehen – eine Menge Menschen, die auch zum Zeitpunkt der Untersuchung noch erhebliche Probleme mit dem Alkohol haben; Menschen also, die aus der Trunkenheitsfahrt und ihren Folgen (noch) nichts gelernt haben, die wegen ihres unterschwelligen oder bereits offen ausgebrochenen Alkoholproblems ohne radikale Änderung ihres Lebenswandels dazu auch gar nicht in der Lage wären.

Es wird Ihnen, bei allem Sportsgeist, vielleicht doch einleuchten, dass diese Menschen im Interesse der allgemeinen Verkehrssicherheit vom motorisierten Straßenverkehr ferngehalten werden sollten. Jeder Proband, der mit Hilfe dieses Ratgebers nur deshalb durch die MPU kommt, weil er weiß, was der Psychologe (die Psychologin) hören will, weil er die richtigen Sprüche kennt (sonst aber nichts als die Sprüche), ist eine Gefahr – für sich selber und für die anderen Verkehrsteilnehmer. Jene Gründe, die zur ersten Trunkenheitsfahrt geführt haben, bestehen weiter, die Wahrscheinlichkeit neuerlicher Alkoholfahrten ist bei diesen Menschen sehr hoch.

Ganz abgesehen von den für jeden unmittelbar erkennbaren Gefahren für Leben, Gesundheit und Eigentum, die jede Fahrt unter

Alkoholeinfluss – ob mit 0,8 Promille oder 2,8 Promille, ob entdeckt oder nicht – in sich birgt, ist eine erschlichene Führerschein-Wiedererteilung aber noch in anderer Hinsicht für den Kraftfahrer selbst riskant. Denn: Sie wollen nicht nur jetzt Ihren Führerschein wiederhaben, sondern: Sie denken weiter, Sie wollen diesen so mühsam zurückerkämpften Führerschein auch behalten, und zwar für immer. Auf die Gefahr hin, Sie jetzt ein wenig zu schockieren: Dieses letzte Ziel ist nicht einfach zu erreichen.

Die Gefahren einer alkoholisierten Fahrt

Ihr guter Wille ist dabei natürlich unverzichtbar, ohne ihn geht gar nichts. Der gute Wille alleine wird auf lange Sicht aber nicht ausreichen. Der vorliegende Ratgeber zeigt Ihnen Wege auf, durch gezielte Einstellungs- und Verhaltensänderung weitere Fahrten unter Alkoholeinfluss zu vermeiden und damit den Führerschein auch zu behalten.

Der gute Wille gehört dazu

Die medizinisch-psychologische Untersuchung

Wenn Sie zum vereinbarten Termin die Begutachtungsstelle für Fahreignung betreten, werden Sie vielleicht erstaunt sein, wie viele Menschen dort an einem einzigen Tag, an einem einzigen Untersuchungsort auf die Begutachtung ihrer Fahreignung warten. Sie rechnen Ihren Untersuchungsort auf ganz Deutschland, Ihren Untersuchungstag auf das ganze Jahr hoch, und Sie können kaum glauben, zu welchem Ergebnis Sie kommen. Auch dann nicht, wenn Sie noch in Erinnerung haben, dass jedes Jahr ca. 250 000 Menschen der Führerschein wegen Alkohol am Steuer entzogen wird.

Und erst recht nicht, wenn Sie jetzt zusätzlich erfahren, dass von den 250 000 nur etwa die Hälfte, so wie Sie, gegen Ende der Sperrfrist zu einer MPU muss.

»So viele Alkoholsünder, das gibt es nicht«, denken Sie, und Sie haben Recht. So viele Alkoholsünder gibt es wirklich nicht.

Wer muss zu einer MPU?

Neben dem – so sagt der Fachmann – Untersuchungsanlass »Alkohol im Straßenverkehr« gibt es eine beachtliche Liste anderer Untersuchungsanlässe.

Untersuchungsanlässe für eine MPU

Immer dann, wenn die Verwaltungsbehörde bei einem Inhaber einer Fahrerlaubnis bzw. dem Bewerber um eine solche, Anlass hat, an dessen Fahreignung zu zweifeln, kann sie eine medizinisch-psychologische Untersuchung anordnen. Diese Zweifel können sich auf ein bestimmtes Fehlverhalten beziehen, auf körperliche oder seelische Krankheiten oder Behinderungen. Oder aber es bewirbt sich jemand um eine spezielle Fahrerlaubnis, mit der höhere Qualifikationen verbunden sind.

Zweifel an der Fahreignung

Allerdings muss die Verwaltungsbehörde nicht in jedem Fall eine MPU anordnen, beispielsweise dann nicht, wenn die Behörde von sich aus weiß, dass der Prüfling ungeeignet ist.

> »In den Fällen, in denen die Nichteignung des Betroffenen nach Prüfung der der Verwaltungsbehörde vorliegenden Erkenntnisse bereits offenkundig ist, besteht kein Anlass, die Beibringung eines Gutachtens anzuordnen.« (Eignungsrichtlinien)

Freuen Sie sich also nicht zu früh, wenn Ihnen eröffnet wird, Sie könnten sich das Geld für eine MPU auch sparen. Fragen Sie erst nach, *warum* dies der Fall ist.

Welche Untersuchungsanlässe gibt es?

Der bekannteste, der eigentlich »klassische« Untersuchungsanlass, aus dem sich der offenbar unausrottbare Spitz- oder Schimpfname der ganzen Einrichtung ableitet – nämlich »Idioten-Test« – ist der Prüfungsversager. Jener arme, meist nur sehr nervöse Mensch, der die – theoretische oder praktische – Führerscheinprüfung auch nach drei oder mehr Anläufen nicht geschafft hat. Dieser Untersuchungsanlass fällt heutzutage kaum noch ins Gewicht.

Der gewerbliche Grund

Wenn Sie eine Fahrerlaubnis zur (gewerblichen) Fahrgastbeförderung mit Taxi, Bus oder Krankenwagen beantragen, müssen Sie ebenfalls zur MPU; übrigens auch als Inhaber eines Personenbeförderungsscheins, wenn Sie älter als 50 bzw. 55 Jahre alt sind oder wenn spezielle Eignungszweifel (z. B. ungewöhnliche Unfallhäufung bei einem Taxifahrer) aktenkundig werden.

Oder ein junger Mensch, noch nicht ganz 18 Jahre alt, braucht einen vorzeitigen Führerschein – auch er muss zur MPU.

Körperliche und andere Gebrechen

Dazu kommen noch alle kraftfahrrelevanten körperlichen oder geistig-seelischen Gebrechen, von Sehstörungen über körperliche Behinderungen oder Erkrankungen bis hin zu schweren psychischen Erkrankungen, speziell Suchtkrankheiten.

Auch wer sehr fleißig beim Kraftfahrtbundesamt in Flensburg Punkte gesammelt hat (mehr als 18 – gültige – Punkte) oder wessen Führungszeugnis einige Verurteilungen wegen allgemeiner strafrechtlicher Delikte aufweist, muss mit einer Untersuchung und – daraus folgend – mit Führerscheinentzug bzw. -versagung rechnen.

Probleme mit den Promillen

Schließlich die Promillesünder. Sie bilden, mit Abstand, den Schwerpunkt aller medizinisch-psychologischen Untersuchungen.
Prinzipiell ist jede nur denkbare Kombination dieser Untersuchungsanlässe möglich. Dieser Ratgeber beschränkt sich jedoch auf die Untersuchungsanlässe »Alkohol am Steuer« und »Drogen«. Jede Ausweitung über diese beiden Themenkomplexe hinaus würde den Rahmen dieses Buches sprengen.
Sie sehen, die Leute, die Ihnen im Wartezimmer der Begutachtungsstelle begegnen werden, sind bunt gemischt. So vielfältig wie die Anlässe sind auch die Untersuchungsweisen. Untersuchung und Gutachten gehen auf den jeweiligen Anlass ein, jeder Anlass braucht eine andere Methode, hat andere Untersuchungsschwerpunkte.

> »Untersuchung und Gutachten ... haben sich auf die Fragen zu beschränken, die im einzelnen Fall zur Aufklärung der mitgeteilten Zweifel der Verwaltungsbehörde an der Eignung des Betroffenen oder zur Feststellung besonderer Eignungsvoraussetzungen beantwortet werden müssen.« (So steht es in den Eignungsrichtlinien.)

Warum muss ausgerechnet ich zu einer MPU?

Wir hatten gehört, dass Alkohol im Straßenverkehr nicht automatisch eine MPU nach sich zieht, dass manche Kraftfahrer nach Ablauf der Sperrfrist ihren Führerschein ohne Untersuchung wiederbekommen. Das provoziert natürlich einige weitere Fragen: Welche Kriterien legen fest, welcher Promillesünder zu einer MPU muss und welcher nicht? Worauf gründen sich eigentlich die Eignungszweifel der Verwaltungsbehörde?
Zu einer MPU müssen folgende Alkoholtäter:

- Wiederholungstäter: Die Verwaltungsbehörde *muss* Sie auf jeden Fall dann zur MPU schicken, wenn Sie bereits *mehrfach* wegen Alkohol am Steuer aufgefallen sind. Dabei ist es egal, wie hoch die damals gemessenen Blutalkoholkonzentrationen waren.

- Hohe Promille: Die Behörde *muss* auch dann handeln, wenn bei Ihrer bislang einzigen, amtlich bekannt gewordenen Trunkenheitsfahrt eine Blutalkoholkonzentration (BAK) von mindestens 2,0 Promille gemessen wurde.

BAK zwischen 1,6 und 2,0 Promille

Wenn bei der Trunkenheitsfahrt eine Blutalkoholkonzentration zwischen 1,6 Promille und 2,0 Promille gemessen wurde, so *kann* die Verwaltungsbehörde eine Untersuchung von Ihnen verlangen, wenn »Umstände des Einzelfalles den Verdacht auf überdurchschnittliche Alkoholgewöhnung nahelegen« (aus den Eignungsrichtlinien). Solche Umstände können sein: Alkoholfahrt bereits in den Tagesstunden oder eine unauffällige (d. h. ohne Unfall oder gravierende Fahrfehler verlaufene) Fahrt über eine längere Strecke, unauffälliges Verhalten bei der Verkehrskontrolle (d. h. es wurde von der Polizei kein Schwanken, Lallen oder sonstige gravierende Ausfallserscheinungen beoachtet). In den letzten Jahren sind allerdings viele Führerscheinbehörden dazu übergegangen, diese einstige Ausnahmeregelung *generell* anzuwenden.
Fristverkürzung: Es gibt – das mag sich erstaunlich anhören – die Möglichkeit einer freiwilligen MPU für Alkoholsünder. Dann nämlich, wenn Sie zur Sperrfristverkürzung einen Nachschulungskurs für alkoholauffällige Kraftfahrer besuchen wollen.

Was ist eine »Sperrfristverkürzung«?

Auch wenn für die meisten von Ihnen ein solcher Tipp zu spät kommt, soll die Möglichkeit einer Sperrfristverkürzung an dieser Stelle kurz dargestellt werden.

> Im Strafgesetzbuch heißt es in § 69a, Abs. 7:
> »Ergibt sich Grund zu der Annahme, dass der Täter zum Führen von Kraftfahrzeugen nicht mehr ungeeignet ist, so kann das Gericht die Sperre vorzeitig aufheben.«

Gründe für eine Verkürzung der Sperrfrist

Ein solcher »Grund zu der Annahme« wäre beispielsweise Ihr freiwilliger Besuch eines Nachschulungskurses. Das heißt für Sie im Alltag: Wenn Sie bislang nicht allzu oft und nicht mit allzu viel Promille im Straßenverkehr aufgefallen sind, dann können Sie bei dem Gericht, das Sie damals verurteilt hat, eine Verkürzung Ihrer Sperrfrist beantragen. Sie fragen, was unter »nicht allzu oft« und »nicht allzu viel« zu verstehen ist? Wirklich zufriedenstellend kann Ihnen diese Frage niemand beantworten. Allgemeinverbindliche Kriterien für eine Sperrfristverkürzung existieren nicht, die Messlatten sind unterschiedlich hoch. Es gibt strenge Richter, die fordern, man müsse Ersttäter sein, darüber hinaus unter 2,0 Promille gehabt haben, es gibt mildere, die lassen auch bei Mehrfachtätern bzw. bei über 2,0 Promille über dieses Thema mit sich reden.

Eine weitere Voraussetzung für den Erfolg eines solchen Antrags ist – nicht im Gesetzestext, wohl aber in der Praxis –, dass Sie einen triftigen Grund für eine solche Verkürzung haben oder glaubhaft vorschützen können. Sehr beliebt ist die Klage, der Führerschein sei unabdingbar notwendig für die Berufsausübung und man habe drei hungrige Mäuler zu stopfen usw. ...

Diese Klagen sind deshalb so beliebt – niemand weiß das besser als Sie –, weil sie in den meisten Fällen der Wahrheit entsprechen.

Die Zuständigkeit des Richters

Ist also der zuständige Richter grundsätzlich mit einer Sperrfristverkürzung einverstanden, dann sollten Sie mit der Führerscheinstelle Rücksprache nehmen, damit von dieser Seite kein »Querschuss« mehr kommt. Beide – Richter und Behörde – werden Ihnen mit hoher Wahrscheinlichkeit zur Auflage machen, dass Sie zuvor beim TÜV oder einem anderen zugelassenen Maßnahmenträger einen Nachschulungskurs für alkoholauffällige Kraftfahrer besuchen.

Ihr nächster Schritt besteht nun darin, dass Sie zu einer Begutachtungsstelle für Fahreignung gehen, um sich dort einer Untersuchung zu unterziehen, die der MPU aufs Haar gleicht. Ist dann auch der Gutachter der Meinung, dass Sie »kursfähig« sind, so können Sie sich für einen solchen – vier bis sechs Wochen dauernden – Kurs anmelden.

Allzu viel Hoffnungen sollten Sie in ein solches Verfahren nicht investieren. Der Richter wird Ihnen die Sperrfrist in aller Regel um höchstens zwei oder drei Monate verkürzen.

Und selbst diese gewonnene Zeit können Sie nur dann auch tatsächlich ausschöpfen, wenn Sie alles in allem Glück haben und die ganze Prozedur hinreichend schnell »über die Bühne« geht.

Höhere Strafen statt einer MPU?

Sie müssen zu einer MPU, weil Sie entweder bei Ihrer Trunkenheitsfahrt zuviel Promille hatten oder weil Sie jetzt schon zum zweiten (oder dritten oder ...) Mal mit Alkohol am Steuer aufgefallen sind – oder weil bei Ihnen beides zutrifft. Nun denken Sie vielleicht,

»Leichte« und »schwere Sünder«

es mag einleuchten, dass man »leichte Sünder« leichter bestraft, »schwere Sünder« dagegen schwerer. Aber: Könnte das nicht gleich der Richter übernehmen? Sollte er nicht schon von vornherein Sperrfrist und Geldstrafe umso üppiger ansetzen, je mehr Promille der Delinquent hatte?

Dann wüsste man wenigstens von Anfang an, woran man wäre; dann bedürfte es dieser zeitraubenden und kostspieligen Zusatzstrafe nicht, dieser MPU mit all ihrer Ungewissheit.

Keine schlechte Idee, wenn die MPU und die mit ihr oft verbundene Verlängerung der Sperrfrist tatsächlich eine Zusatzstrafe wäre. Das ist sie aber nicht, sondern vielmehr eine vorbeugende Maßnahme.

Was verspricht sich die Behörde von der Untersuchung?

Im Lauf der Jahrzehnte hat man die Erfahrung gemacht, dass manche Trunkenheitsfahrer einmal in ihrem Leben auffallen und dann nie wieder, weil sie »ihre Lektion gelernt« haben. Andere hingegen sind auch durch harte Strafen, durch bitterste Konsequenzen eines früheren Führerscheinentzuges auf Dauer nicht davon abzuhalten, erneut betrunken mit einem Kraftfahrzeug zu fahren. Können Sie sich vorstellen, wodurch sich der typische »Einmal-Täter« vom rückfälligen Täter unterscheidet?

Es müssten vor allem die »kleinen Sünder« am ehesten versucht sein, erneut mit Alkohol zu fahren, jene also, die wegen ihrer niedrigen Blutalkoholkonzentration – das heißt unter 1,1 Promille – mit geringer Strafe davongekommen sind. Mehr jedenfalls als diejenigen, die nach der dritten Zwei-Promille-Fahrt bereits im Gefängnis gelandet sind. Dies ist eine äußerst plausible Annahme, wenn man Anhänger der Abschreckungstheorie ist. Einziger Schönheitsfehler: Die Fakten sprechen dagegen.

Die Wahrscheinlichkeit eines Rückfalls

Die Erfahrung zeigt vielmehr, dass die Rückfallwahrscheinlichkeit umso höher ist, je mehr Promille der betreffende Kraftfahrer hatte bzw. je öfter er bereits vorher mit Alkohol am Steuer aufgefallen war.

Die Wissenschaft erklärt sich diesen auf den ersten Blick erstaunlichen Zusammenhang damit, dass bei Personen, die mit einer BAK (Blutalkoholkonzentration) von über 1,6 Promille – rein technisch, vom körperlichen Vermögen her – überhaupt noch in der Lage sind, ein Kraftfahrzeug zu führen (wie gut und sicher auch immer), eine überdurchschnittliche Trinkgewöhnung vorliegen muss. Der

»bürgerliche Normaltrinker« ist nämlich spätestens ab 1,6 Promille nicht mehr annähernd in der Lage, noch ein Auto zu fahren, selbst wenn er dies wollte.
E. Stephan, einer der führenden deutschen Verkehrspsychologen, prägte die Formel:

> »Wer mit 0,8 Promille Auto fährt, ist ein trinkender Fahrer, wer sich ab 1,6 Promille noch hinters Steuer setzen kann, muss dagegen ein fahrender Trinker sein.«

Wer ist für einen Rückfall gefährdet?

Die Verwaltungsbehörde schickt Sie also deswegen zu einer MPU, weil Sie aufgrund Ihrer Vorstrafe(n) zu einer stark rückfallgefährdeten Gruppe von Kraftfahrern gehören. Man vermutet – um es mit der nötigen Direktheit zu sagen – einen notorischen Säufer in Ihnen. Die MPU soll herausfinden, ob Sie dem motorisierten Straßenverkehr wieder zuzumuten sind oder ob Sie weiterhin ein zu hohes Sicherheitsrisiko für die Allgemeinheit darstellen.

Juristische Begriffe im Umfeld der MPU

Wenn Sie bislang wenig mit Gerichten zu tun hatten, weder als Anwalt noch als Angeklagter, so kann es sein, dass Sie im Zusammenhang mit Ihrer Trunkenheitsfahrt zum ersten Mal in Ihrem Leben mit verschiedenen juristischen Begriffen konfrontiert werden, deren Bedeutung sich ohne Lexikon kaum erschließen lässt.

Die Bedeutung der juristischen Begriffe sollten Sie kennen

Als Vorbereitung auf die MPU ist es für Sie vorteilhaft, über diese Begriffe Bescheid zu wissen. Zum einen können Sie nur so wirklich verstehen, was mit Ihnen passiert und was man eigentlich von Ihnen will. Zum anderen aber kann es durchaus passieren, dass man Sie im Verlauf der MPU nach der Bedeutung dieser rechtlichen Begriffe fragt. Eine MPU ist natürlich kein juristisches Examen, aber der Gutachter denkt sich: Dieser Mensch, der vor mir sitzt, ist bereits wegen Alkohol im Straßenverkehr aufgefallen, er hatte beträchtliche Nachteile deswegen. Vorher hat er sich vielleicht über die gesetzlichen Vorschriften, Alkohol im Straßenverkehr betreffend, nicht viel Gedanken gemacht, nicht mehr jedenfalls, als man in der Fahrschule lernt. Vorher hat ihn das nicht unmittelbar betroffen. Jetzt aber sollte er sich doch ein wenig über diese Dinge informiert haben.

Trunkenheit im Verkehr

> Der Trunkenheit im Verkehr macht sich schuldig, »wer im Verkehr ... ein Fahrzeug führt, obwohl er infolge des Genusses alkoholischer Getränke oder anderer berauschender Mittel nicht in der Lage ist, das Fahrzeug sicher zu führen ... wird mit Freiheitsstrafe bis zu einem Jahr oder mit Geldstrafe bestraft ...« (§ 316 Strafgesetzbuch).

Der juristische Aspekt

Trunkenheit im Verkehr ist also eine Straftat, genauer: ein Vergehen. Trunkenheit im Verkehr wird von den Juristen in eine Reihe mit z. B. Diebstahl gestellt.

Ist es Ihnen aufgefallen? Im Gesetzbuch steht: »ein Fahrzeug«, nicht »ein *Kraft*fahrzeug«. Das heißt: Auch wer mit einem Fahrrad, einem Pferdefuhrwerk oder einer Rikscha betrunken am Straßenverkehr teilnimmt, kann sich strafbar machen. Als betrunkener Radfahrer (oder Pferdekutscher) mit über 1,6 Promille riskieren Sie nicht nur eine Geldstrafe, sondern tatsächlich auch Ihren Autoführerschein.

Es heißt im Gesetz auch »... oder anderer berauschender Mittel ...«, d. h. der Trunkenheitsparagraph gilt entsprechend auch für den Konsum von illegalen Rauschdrogen oder bewusstseinsverändernden Medikamenten. Der Unterschied zum Alkohol besteht vor allem darin, dass es bei Drogen und Medikamenten keine Grenzwerte gibt, unterhalb derer eine Fahrt noch erlaubt wäre.

»Wer nicht in der Lage ist, das Fahrzeug sicher zu führen ...«, steht im Gesetzestext. Wann aber ist ein Kraftfahrer (oder sonstiger Verkehrsteilnehmer) nicht mehr in der Lage, »ein Fahrzeug sicher zu führen«?

Stufen der Fahruntüchtigkeit

Maßgeblich: die uneingeschränkte Fahrtüchtigkeit

Nach § 1 der Straßenverkehrsordnung hat sich »jeder Verkehrsteilnehmer (...) so zu verhalten, dass kein anderer (...) gefährdet (...) wird«. Daraus folgt, dass jeder Kraftfahrer in einem Zustand, in dem seine Fahrtüchtigkeit auch nur *eingeschränkt* ist, ein Kraftfahrzeug nicht mehr führen darf.

Genossener Alkohol ist dabei nur eine – wenn auch die in der Gerichtspraxis zahlenmäßig wichtigste – Ursache für Fahruntüchtigkeit. Andere Faktoren sind z. B. Müdigkeit oder eine eingegipste Hand.

Was den Alkohol betrifft, so hat sich in Deutschland im Laufe der Jahrzehnte ein abgestuftes System von Promillegrenzwerten mit jeweils unterschiedlichen Strafandrohungen herausgebildet.

Absolute Fahruntüchtigkeit (1,10-Promille-Grenze)

Absolute Fahruntüchtigkeit nimmt der Gesetzgeber *immer* dann an, wenn die Blutalkoholkonzentration (BAK) 1,10 Promille oder mehr beträgt. Die 1,10-Promille-Regelung ist relativ neu, bis Juni 1990 lag der Grenzwert noch bei 1,3 Promille.

Bei der 1,10-Promille-Regelung spielt es *keine* Rolle, wie Ihre tatsächliche körperliche oder geistige Verfassung während der Fahrt ist, ob Sie Fahrfehler machen, ob Sie beim Aussteigen schwanken oder lallen. Allein entscheidend ist der BAK-Wert. Ab 1,10 Promille am Steuer ist rechtlich alles klar. Sie machen sich einer Straftat schuldig, Punkt und aus.

Hier liegt eine Straftat vor!

Die Vergehen »Trunkenheit im Verkehr« bzw. »Straßenverkehrsgefährdung« (über den Unterschied später mehr) werden mit Geldstrafe, Führerscheinentzug und Gefängnis bestraft; außerdem bekommen Sie sieben Punkte in der Flensburger Zentralkartei.

Relative Fahruntüchtigkeit (0,80-Promille-Grenze)

Mindestens relative Fahruntüchtigkeit liegt nach geltendem Recht dann vor, wenn die Blutalkoholkonzentration zum Zeitpunkt der Trunkenheitsfahrt 0,80 Promille oder mehr beträgt. Zwischen 0,80 Promille und 1,10 Promille liegt eine Ordnungswidrigkeit vor, die mit Geldbußen bis zu 3 000,– DM bestraft wird sowie mit Fahrverbot zwischen einem und drei Monaten; in Flensburg schreibt man Ihnen dafür fünf Punkte »gut«.

Ordnungswidrigkeit

Relative Fahruntüchtigkeit (0,50-Promille-Grenze)

Seit dem 1. Mai 1998 gilt bundesweit die Grenze von 0,5 Promille im Blut. Nach dieser Neuregelung wird eine Fahrt ab 0,5 Promille ebenfalls als Ordnungswidrigkeit verfolgt. Zwischen 0,50 Promille und 0,79 Promille bleibt es bei einer Geldbuße von 200,– DM, ein Fahrverbot wird hier noch nicht ausgesprochen. In Flensburg gibt es für diesen Verstoß zwei Punkte. Mit der Einführung der 0,5-Promille-Grenze ist nun auch die Atemalkoholanalyse vor Gericht als Beweismittel verwertbar; bisher galt nur die Blutanalyse.

Eine Verschärfung der Strafen ist in Vorbereitung (einmonatiges Fahrverbot schon bei 0,5 Promille, Stand: Februar 2000).

Aber: Eine Ordnungswidrigkeit – also ein minderrangiger Verkehrsverstoß wie etwa eine Geschwindigkeitsüberschreitung – liegt im Bereich zwischen 0,50 Promille und 1,10 Promille *nur* dann vor, wenn weder von der Polizei noch vom Arzt, der die Blutprobe nimmt, alkoholtypische Fahrfehler oder sonstige alkoholbedingten Ausfallserscheinungen beobachtet werden.

Absolute Fahruntüchtigkeit (0,30-Promille-Grenze)

Kriterium: alkoholtypische Ausfallserscheinungen

Werden dagegen bei einem Kraftfahrer alkoholtypische Ausfallserscheinungen oder Fahrfehler beobachtet, dann sind – nach einer Entscheidung des Bundesgerichtshofes (BGH) vom April 1961, seit langer Zeit also – Fahrten unter Alkoholeinfluss bereits dann verboten, wenn mindestens 0,30 Promille gemessen werden. Entgegen einer weit verbreiteten Ansicht muss es infolge dieser Ausfallserscheinungen *nicht* zum Unfall kommen. Auf der anderen Seite besagt ein Unfall mit 0,40 Promille alleine auch noch nicht viel – wichtig ist in jedem Fall der stichhaltige Grund für die Annahme, dass der Unfall alkoholbedingt war, ohne den vorausgegangenen Alkoholkonsum also nicht passiert wäre.
Beim Auftreten fahrrelevanter alkoholtypischer Ausfallserscheinungen liegt *absolute Fahruntüchtigkeit* vor, in diesem Falle macht sich der Kraftfahrer – schon ab 0,30 Promille – einer Straftat schuldig, mit allen damit verbundenen Konsequenzen (Geldstrafe, Führerscheinentzug, Gefängnis). Es kann also passieren, dass ein leidlich trinkgewöhnter Kraftfahrer mit 0,90 Promille glimpflich davonkommt (ein Monat Fahrverbot z. B.), während ein »Alkoholanfänger« bereits mit 0,30 Promille seinen Führerschein für ein halbes Jahr oder länger verlieren kann.

Sonderrecht für Trinkgewöhnte

Wir haben bisher gesehen, wie die juristischen Sanktionen mit fallendem Promillegrenzwert immer milder wurden, und zwar nach dem Schema: wenig getrunken, also wenig Schuld, also auch geringe Strafe. Dieser logisch scheinende Trend kehrt sich nun mit einem Mal um.
Um das zu verstehen, müssen wir bereits an dieser Stelle kurz auf die – später noch ausführlicher beschriebenen – Alkoholwirkungen eingehen. 0,80 Promille oder auch nur 0,50 Promille sind nämlich

keineswegs furchtbar kleine Alkoholkonzentrationen, ein Großteil der Bevölkerung ist mit 0,80 Promille bereits »jenseits von Gut und Böse«, ist auch mit 0,50 Promille schon deutlich (schwer) angeschlagen.
Diese »normalen« Alkoholtrinker kann man mit 0,50 Promille unmöglich straffrei (sie also letztlich sogar ermunternd) fahren lassen. Was uns zu der erstaunlichen Erkenntnis führt:

> Fahren unter Alkoholeinfluss ist in Deutschland (seit nun schon fast 40 Jahren) *generell* ab 0,30 Promille verboten und mit harten Strafen bedroht.
> Trinkgewöhnte genießen einen rechtlichen Sonderstatus.
> Sie – *und nur sie!* – dürfen bis 0,50 Promille straffrei fahren, werden bis 0,80 Promille mild verwarnt und erfahren erst ab 1,10 Promille die volle Strenge des Gesetzes.

Tat-Blutalkoholkonzentration

Tat-Blutalkoholkonzentration meint die Blutalkoholkonzentration zum Zeitpunkt der Trunkenheitsfahrt. Wann immer in diesem Kapitel von Blutalkoholkonzentration die Rede ist, so ist damit – sofern es nicht ausdrücklich anders vermerkt ist – der BAK-Wert zum Zeitpunkt der Trunkenheitsfahrt gemeint und nicht der gemessene Wert.

Was besagt der Messwert?

Wo liegt der Unterschied? Nun, der bloße Messwert ist dem Einfluss des Zufalls ausgesetzt, er muss zunächst nicht viel besagen. Zum Beispiel:

> Sie werden von der Polizei erst zwei Stunden nach Ihrer Heimkehr aus dem Bett geholt und zur Blutentnahme gebracht. Dort wird eine BAK von 1,00 Promille gemessen. Entscheidend für die juristische (und später auch für die psychologische) Bewertung Ihres Falles sind aber nicht diese 1,00 Promille, sondern die Blutalkoholkonzentration bei der Fahrt, die in diesem Beispiel ca. 1,30 Promille betragen haben dürfte. Aus Gründen der Irrtumssicherheit nimmt man wahrscheinlich 1,20 Promille an und hat dann immer noch genug, um Ihnen den Führerschein für ein Jahr zu nehmen.

Straßenverkehrsgefährdung

Straßenverkehrsgefährdung und Trunkenheit im Verkehr

Einer Gefährdung des Straßenverkehrs macht sich schuldig, »wer im Verkehr ... ein Fahrzeug führt, obwohl er infolge des Genusses alkoholischer Getränke oder anderer berauschender Mittel ... nicht in der Lage ist, das Fahrzeug sicher zu führen und dadurch Leib oder Leben eines anderen oder fremde Sachen von bedeutendem Wert gefährdet ...« (§ 315c Strafgesetzbuch).

Der Unterschied zur Trunkenheit im Verkehr besteht also darin, dass jetzt eine konkrete – sprich beobachtbare – Gefährdung vorliegen muss. Ein Unfall, den Sie verursachen, belegt in aller Regel eine solche Gefährdung, ebenfalls ein Beinahe-Crash. Es muss aber nicht zum Unfall kommen, es kann bereits das berühmte Schlangenlinienfahren ausreichen, um eine konkrete Gefährdung schlüssig anzunehmen.

Die Rechtspraxis ist hier im Übrigen mehr als verwirrend. Ein Kraftfahrer schlenkert ein wenig zur Seite, kann aber noch vor dem parkenden Auto rüberziehen, hat also einen Rest von Übersicht. Die nachfahrende Streife beobachtet das und der betrunkene Autofahrer wird wegen Straßenverkehrsgefährdung verurteilt. Ein anderer rast über den Randstreifen, durchpflügt einen Acker und überschlägt sich mehrmals, beweist also mit aller Deutlichkeit seine konkrete Gefährlichkeit – und wird trotzdem »nur« wegen Trunkenheit im Verkehr bestraft. Des Rätsels Lösung: Im letzten Fall war kein anderer Verkehrsteilnehmer direkt gefährdet (natürlich nur deshalb, weil keiner am Straßenrand spazieren ging).

Unterschiedliches Strafmaß für Erst- und Wiederholungstäter

Ein weiterer Unterschied zur Trunkenheit im Verkehr besteht darin, dass bei Straßenverkehrsgefährdung eine Höchststrafe von fünf Jahren Gefängnis bei Vorsatz und eine Haftstrafe von zwei Jahren bei Fahrlässigkeit verhängt werden kann. Gefängnisstrafen sind aber sowohl bei Trunkenheit im Verkehr als auch bei Straßenverkehrsgefährdung durch einen Ersttäter nicht üblich. Der Wiederholungstäter dagegen riskiert in der Tat Gefängnis, bei der ersten Wiederholung in der Regel mit Bewährung. Aber das sind Regelfälle. Wenn der Einzelfall entsprechend geartet ist, kann auch schon beim ersten Delikt eine Haftstrafe verhängt werden.

Fahrlässig handelten Sie, wenn Sie wegen Trunkenheit fahruntüchtig waren, »was Sie bei Anwendung der im Verkehr erforderlichen Sorgfalt hätten erkennen müssen« (Standardtext in Urteilen). Das heißt, Sie waren betrunken, haben sich darüber aber – was Ihre Pflicht gewesen wäre – keine Gedanken gemacht.

Vorsätzlich handelten Sie, wenn Sie betrunken fuhren, »obwohl Sie wussten oder zumindest billigend in Kauf nahmen, dass Sie zum sicheren Führen eines Kraftfahrzeugs nicht mehr in der Lage sein würden.« (Standardtext in Urteilen). Das heißt, Sie waren betrunken, wussten das auch ganz genau – oder haben sich zumindest schon sowas gedacht – und sind trotzdem gefahren.

Was ist eine Tateinheit?

Tateinheit liegt vor, wenn Sie mit einer einzigen Handlung zwei (oder mehr) Straftatbestände verwirklichen. Wer z. B. ohne Führerschein betrunken fährt, wird verurteilt wegen Fahren ohne Fahrerlaubnis in Tateinheit mit Trunkenheit im Verkehr.

Tatmehrheit liegt dagegen vor, wenn Sie hintereinander – ob nun in unmittelbarer zeitlicher Abfolge oder mit erheblichem Abstand – zwei oder mehr Straftaten begehen, die alle im gleichen Verfahren behandelt werden. Wenn Sie nach einer Trunkenheitsfahrt den Führerschein vorläufig abgeben müssen, am nächsten Tag aber trotzdem mit dem Auto fahren, werden Sie wegen Trunkenheit im Verkehr in Tatmehrheit mit Fahren trotz sichergestellten Führerscheins verurteilt.

Rechtlich zusammentreffend ist eigentlich nur eine andere Bezeichnung für eine Tateinheit.

Sachlich zusammentreffend ist dagegen nur eine andere Bezeichnung für eine Tatmehrheit.

Ein Beispiel zum besseren Verständnis

Bringen wir nun diese abstrakten Begriffe in ein Beispiel ein: Stellen Sie sich also vor, Sie fahren betrunken von Ihrem Stammlokal nach Hause, streifen dabei ein geparktes Auto und fahren, ohne anzuhalten davon, weil Sie wegen des zuvor genossenen Alkohols ein schlechtes Gewissen haben. Zu Hause werden Sie letztendlich doch von der Polizei gefunden und zur Blutprobe geführt. Ihr Urteil könnte dann lauten:

»Fahrlässige Straßenverkehrsgefährdung in Tatmehrheit mit unerlaubtem Entfernen vom Unfallort, dieses in Tateinheit mit vorsätzlicher Trunkenheit im Verkehr.«

Fahrlässig zunächst deshalb, weil Sie sich bei Fahrtantritt wegen des Alkohols nichts allzu Böses dabei gedacht hatten.

Straßenverkehrsgefährdung (und nicht Trunkenheit im Verkehr) deswegen, weil Sie durch den Unfall bewiesen haben, dass Ihr Verhalten eine konkrete Gefahr dargestellt hat.

Tatmehrheit deshalb, weil der Entschluss zur Unfallflucht ein – gegenüber dem Entschluss zur Fahrt – selbstständiger Tatentschluss war, der nicht zwingend aus dem ersten folgte.

Tateinheit deswegen, weil Sie sich mit Alkohol am Steuer vom Unfallort entfernt haben, also durch eine Handlung gegen zwei Strafgesetze verstoßen haben. Vorsätzlich im zweiten Fall deshalb, weil Sie zwar bei Fahrtantritt noch irgendwie hoffen konnten, Sie wären noch einigermaßen fahrtauglich, durch den Unfall aber belehrt worden sind, dass Sie es nicht mehr sind.

Strafbefehl

Widerspruch ist möglich

Ein Strafbefehl ist ein Urteil in einem verkürzten Verfahren. In einem simplen Standardfall – Trunkenheit im Verkehr ohne Unfall bzw. Unfall ohne wesentliche Folgen und dazu noch Ersttäter – kommt es (vorerst) nicht zu einer Verhandlung. Das Gericht schickt Ihnen einen Strafbefehl zu. Diesen Strafbefehl können Sie akzeptieren – indem Sie z. B. die dort ausgesprochene Geldstrafe bezahlen – oder dagegen Widerspruch einlegen. Legen Sie Widerspruch ein, so kommt es zu einer normalen Verhandlung. In einem Strafbefehl darf keine Freiheitsstrafe, auch keine Freiheitsstrafe auf Bewährung, ausgesprochen werden.

Bußgeld

Ein Bußgeld wird bei Ordnungswidrigkeiten (Rotlicht überfahren usw. ...) verhängt. Ein Bußgeld ist ein fester Betrag, der nur etwas mit dem zugrunde liegenden Verstoß zu tun hat.

Geldstrafe

Geldstrafe und Tagessätze

Eine Geldstrafe wird bei Straftaten (Diebstahl, Trunkenheit im Verkehr usw.) verhängt. Eine Geldstrafe errechnet sich aus der Anzahl der Tagessätze (abhängig von Art und Schwere des Delikts) und der Höhe eines Tagessatzes (sie richtet sich nach dem Einkommen des Delinquenten).

Geldstrafe = Anzahl der Tagessätze x Höhe des Tagessatzes.

Können oder wollen Sie eine Geldstrafe nicht bezahlen, so steht es Ihnen frei, diese Geldstrafe im Gefängnis – je nach Anzahl der Tagessätze – »abzusitzen«.

Punkte beim Kraftfahrtbundesamt in Flensburg

Kleinere Verkehrsverstöße und die Folgen

Kleinere Verkehrsverstöße, z. B. das Überziehen der Parkzeit, das Überschreiten der Höchstgeschwindigkeit um wenige Stundenkilometer, werden mit einer Geldbuße oder auch nur mit einer gebührenpflichtigen Verwarnung – dem so genannten »Knöllchen«

oder »Strafzettel« – bestraft. Für jeden größeren Verkehrsverstoß – sei es eine Ordnungswidrigkeit oder eine Straftat – ist ein Eintrag im Register des Kraftfahrtbundesamtes in Flensburg vorgesehen. Das heißt, Sie bekommen für Ihren Verstoß eine bestimmte, in einem Verzeichnis (dem so genannten »Punktekatalog«) genau festgelegte Anzahl von Strafpunkten. Diese Punkte werden addiert, sie führen bei neun Punkten zu einer Verwarnung, bei 14 Punkten müssen Sie die theoretische Führerscheinprüfung nachmachen, und bei 18 Punkten ist eine MPU fällig. Bei dieser MPU können sie Ihren Führerschein verlieren. Flensburger Punkte werden aber nach einer bestimmten Zeit wieder gelöscht.

Der »Punktekatalog« in Flensburg

Ordnungswidrigkeiten werden nach zwei Jahren getilgt, gerechnet vom Tag der Rechtskraft der Entscheidung. Nehmen Sie den Strafbescheid an, dann läuft die Löschfrist – ungefähr – ab diesem Zeitpunkt. Legen Sie Widerspruch ein, kommt es gar zu einer Verhandlung und werden Sie dann zur Zahlung Ihrer Strafe verpflichtet, dann laufen die zwei Jahre erst ab dieser Zeit. Kommen im Laufe dieser zwei Jahre weitere Punkte hinzu, beginnt die Löschfrist wieder neu und zwar diesmal sowohl für die alten als auch für die neu erworbenen Punkte. Nach spätestens fünf Jahren werden jedoch die Punkte auf jeden Fall gelöscht – es sei denn, Ihre Ordnungswidrigkeit war eine Trunkenheitsfahrt unter 1,10 Promille.

Wann werden Straftaten getilgt?

Straftaten werden nach fünf Jahren getilgt, wenn Sie nur zu Geldstrafe verurteilt wurden oder zu einer Gefängnisstrafe unter drei Monaten. Betrug die Gefängnisstrafe – und sei es zur Bewährung – mehr als drei Monate, so dauert die Frist zehn Jahre. Aber auch dann bleiben die Punkte bestehen, solange in Flensburg noch weitere Verkehrsstraftaten verzeichnet sind. »Gelöscht« heißt in all den Fällen nicht, dass die Behörde sämtliche Unterlagen über Ihre Verstöße vernichtet, sondern lediglich, dass Ihnen nach der Löschung diese Verstöße nicht mehr vorgehalten werden dürfen. Bei einer Punkte-Addition spielen sie ebenfalls keine Rolle mehr.

Bis zum 1. Januar 1999 galt in einem Verwaltungsverfahren, das den Entzug oder die (Wieder-)Erteilung einer Fahrerlaubnis zum Gegenstand hat, eine Ausnahmeregelung: Bei der medizinisch-psychologischen Untersuchung durfte man auch noch die ältesten Alkoholdelikte heranziehen und Ihnen vorhalten. Dies ist jetzt nicht mehr möglich. Alkoholdelikte, die älter als zehn Jahre sind, dürfen Ihnen nicht mehr vorgehalten werden, Sie brauchen (und sollten) diese Delikte auch nicht von sich aus erwähnen.

Fahrverbot

Ein Fahrverbot kann verhängt werden bei einer größeren Ordnungswidrigkeit im Straßenverkehr. Der Führerschein, der während des ganzen Vorgangs prinzipiell gültig bleibt, wird für die Dauer des Fahrverbotes amtlich verwahrt. In dieser Zeit darf der Inhaber der Fahrerlaubnis kein Kraftfahrzeug führen. Nach Ablauf des Fahrverbotes, das zwischen einem und drei Monaten dauern kann, wird Ihnen dann der verwahrte Führerschein wieder ausgehändigt.

Führerscheinentzug

Neuer Führerschein nach Ablauf der Sperrfrist

Beim Führerscheinentzug erlischt die Fahrerlaubnis, dieser Führerschein ist weg, ein für allemal. Zusammen mit dem Führerscheinentzug wird immer eine Sperrfrist ausgesprochen, die zwischen sechs Monaten und fünf Jahren betragen kann, wobei in bestimmten Fällen auch eine lebenslängliche Sperrfrist möglich ist. Nach Ablauf einer Sperrfrist wird Ihnen ein ganz neuer Führerschein ausgestellt. Nicht nur Papier und Lichtbild sind neu, auch Ihr Punktekonto in Flensburg ist bei Wiedererteilung der Fahrerlaubnis so rein und unschuldig wie je. Dennoch ist Vorsicht geboten: Bei Wiedererteilung Ihrer Fahrerlaubnis ist Ihr Punktekredit beim Kraftfahrtbundesamt (KBA) in Flensburg zwei Jahre lang nur noch bei acht, statt bei 17 Punkten; d. h., man schickt Sie bereits bei Erreichen von neun neuen Punkten in den ersten zwei Jahren nach Führerscheinwiedererteilung wieder zur MPU.

Sperrfrist

Dauer der Sperrfrist

Mit dem Führerscheinentzug ist, wie gesagt, immer eine Sperrfrist verbunden. Diese Sperrfrist kann zwischen sechs Monaten und fünf Jahren betragen. Eine vom Gericht ausgesprochene Sperrfrist ist immer eine Mindestzeitdauer. Im Urteil heißt es sinngemäß: »Der Führerschein wird eingezogen. Die Verwaltungsbehörde wird angewiesen, Herrn X vor Ablauf von Y Monaten die Fahrerlaubnis nicht wieder zu erteilen.« Das bedeutet, der Richter besteht darauf, dass Sie Ihren Führerschein bis zu einem bestimmten Datum nicht wiederbekommen. Ob Sie ihn nach diesem Datum wiedererlangen, ist dem Richter egal, denn soweit reicht seine Kompetenz nicht. Bis zum Ablauf der Sperrfrist hat der Richter die letzte Entscheidung über Ihren Führerschein, danach wird es eine Sache der zuständigen Führerscheinstelle.

Zweijahresfrist

Im Gegensatz zum Fahrverbot, bei dem die Fahrerlaubnis lediglich zeitweilig außer Kraft gesetzt ist, erlischt beim Führerscheinentzug die seinerzeit erteilte Fahrerlaubnis ein für allemal. Sie müssen nach dem Führerscheinentzug eine neue Fahrerlaubnis beantragen. Vor jeder Erteilung einer Fahrerlaubnis kann die Verwaltungsbehörde prinzipiell eine Führerscheinprüfung verlangen. Bei Wiedererteilung kann die Verwaltungsbehörde auf eine neuerliche Fahrerlaubnisprüfung verzichten, wenn keine Erkenntnisse vorliegen, die den Verdacht begründen, dass Sie inzwischen Ihre Fähigkeit zum sicheren Autofahren verloren haben.

Ein solcher Verdacht kann z. B. dadurch entstehen, dass im MPU-Gutachten auf außergewöhnlich schlechte Testergebnisse verwiesen wird. Im Normalfall wird die Verwaltungsbehörde jedoch auf eine Fahrerlaubnisprüfung verzichten. Mit einer Ausnahme: dann nämlich, wenn Ihr Führerschein bereits *länger als zwei Jahre* entzogen ist. In diesem Fall *muss* die Verwaltungsbehörde unbedingt auf einer neuen, kompletten Fahrerlaubnisprüfung bestehen (mit Theorie und Praxis). Man geht davon aus, dass die meisten Autofahrer nach zweijähriger Zwangspause das Fahren in wesentlichen Teilen verlernt haben.

Neue Fahrprüfung in einem Fall

Wichtig für Sie ist jedoch dies: Anders als beim Fahranfänger gibt es für Sie kein vorgeschriebenes Mindestausbildungsprogramm. Sie gehen zu einer Fahrschule, melden sich dort an und machen eine Fahrstunde. Ist der Fahrlehrer nach dieser einen Fahrstunde (oder nach fünf oder zehn) der Meinung, er könnte mit Ihnen zur Prüfung antreten, ohne dass sich die Fahrschule blamiert, dann wird er Sie für die Prüfung anmelden. Es versteht sich, dass Sie sich hierfür eine Fahrschule suchen, die wegen Überlastung daran interessiert ist, Sie bald wieder loszuwerden.

Bis vor kurzem wurde die Zweijahresfrist-Regel äußerst penibel, um nicht zu sagen: stur, angewandt. Kamen Sie am 29. mit dem MPU-Gutachten zur Behörde, händigte man Ihnen den Führerschein einfach aus, kamen Sie dagegen erst am 30., so bestand man auf der kompletten Fahrprüfung. Inzwischen können die Behörden die Zweijahresfrist unter bestimmten Voraussetzungen um drei Monate verlängern. Fragen Sie also nach, Sie können dadurch Kosten sparen!

Juristisch von Bedeutung ist im Zweifelsfall nicht der gemessene BAK-Wert, sondern die Blutalkoholkonzentration zum Zeitpunkt der Trunkenheitsfahrt.
Alle Bestimmungen über Promille-Grenzen gelten nicht nur für die »großen Kraftfahrzeuge«, also Autos und Motorräder, sondern auch für – nicht führerscheinpflichtige – Mofas. Wenn Sie betrunken auf dem Mofa erwischt werden, wird Ihnen Ihr Autoführerschein genauso entzogen, als wenn Sie mit dem Wagen gefahren wären.
Eine BAK ab 0,30 Promille inkl. alkoholtypischer Ausfälle oder Fahrfehler bedeutet eine Straftat (Geldstrafe, Gefängnis bis zu einem Jahr, Führerscheinentzug von sechs Monaten bis zu fünf Jahren).
Eine BAK zwischen 0,80 Promille und 1,10 Promille, wobei keinerlei alkoholtypische Ausfälle oder Fahrfehler zu verzeichnen sind, bedeutet eine Ordnungswidrigkeit (Geldbuße, Fahrverbot zwischen ein und drei Monaten).
Eine BAK ab 1,10 Promille ist in jedem Fall eine Straftat, die mit Geldstrafe, Gefängnis bis zu einem Jahr oder einem Führerscheinentzug von sechs Monaten bis zu fünf Jahren geahndet wird.

Die Regelung der Strafbarkeit von Alkohol am Steuer in der Übersicht:

Blutalkohol-konzentration	**alkoholtypische Ausfälle**	**keinerlei Ausfälle**
0,0 – 0,29 Promille	keine rechtlichen Konsequenzen	keine rechtlichen Konsequenzen
0,3 – 0,49 Promille	Straftat	keine rechtlichen Konsequenzen
0,5 – 0,79 Promille	Straftat	Ordnungs-widrigkeit
0,8 – 1,09 Promille	Straftat	Ordnungs-widrigkeit
ab 1,1 Promille	Straftat	Straftat

Die rechtlichen Rahmenbedingungen einer MPU

Das war bisher eine Menge allgemeiner Theorie. Bevor wir jedoch den Blick der Praxis zuwenden, sehen wir uns noch die juristischen Rahmenbedingungen der medizinisch-psychologischen Untersuchung genauer an.

Der Führerscheinentzug ist keine Strafe

Als damals in Sachen Ihrer Alkoholfahrt das Urteil gesprochen wurde, bekamen Sie eine Geldstrafe, vielleicht noch eine Gefängnisstrafe auf Bewährung (wenn es nicht die erste Trunkenheitsfahrt war) und schließlich wurde – was Sie vermutlich am meisten schmerzte – Ihr Führerschein eingezogen.

Geldstrafe und Gefängnisstrafe

Zwischen Geld- und Gefängnisstrafe auf der einen und Führerscheinentzug auf der anderen Seite besteht ein feiner, in seinen Auswirkungen aber sehr bedeutsamer Unterschied: Geld- und Gefängnisstrafe sind – wie schon der Name sagt – Strafen. Bestraft werde ich (zumindest, wenn alles mit rechten Dingen zugeht) für etwas, das ich getan habe, in der stillen Hoffnung, dass mich die Erinnerung an die schmerzenden Finger künftig davon abhalten wird, noch einmal nach dem heißen Essenstopf auf der Herdplatte zu greifen. Der Führerscheinentzug jedoch ist nach der Rechtssystematik keine Strafe. Der Führerschein ist Ihnen nicht deshalb entzogen worden, weil Sie gegen eine Spielregel verstoßen haben und deshalb eine Runde aussetzen müssen.

Wenn der Führerscheinentzug keine Strafe ist, was ist er dann?

Blättern wir in Ihrem Urteil: »Durch sein Verhalten hat sich Herr X als charakterlich ungeeignet zum Führen eines Kraftfahrzeuges erwiesen. Sein Führerschein wird eingezogen. Die Verwaltungsbehörde wird angewiesen, Herrn X vor Ablauf von Y Monaten die Fahrerlaubnis nicht wieder zu erteilen.«

Führerscheinentzug als vorbeugende Maßnahme

Wenn Sie den Text genau durchlesen, merken Sie, dass Ihnen Ihr Führerschein nicht für das genommen wurde, was Sie in der Vergangenheit getan haben. Im Gegenteil: Er wurde eingezogen, um Sie – zumindest in der nächsten Zukunft – daran zu hindern, etwas dergleichen zu tun, nämlich betrunken zu fahren. Keine Strafe also, sondern eine vorbeugende Maßnahme. Ihr Führerschein wurde eingezogen, weil man sich – grob gesagt – dachte, Herr X kann man vorerst nicht auf die Allgemeinheit (im Straßenverkehr) loslassen.

Vielleicht ist Ihnen aufgefallen, dass eine solche Regelung zwar in sich – innerhalb des juristischen Systems – konsequent und schlüssig ist, kaum jedoch, wenn man die Sache etwas mehr von der praktischen Seite sieht, mit der Elle der allgemeinen Lebenserfahrung misst. Man kann eben nicht stillschweigend davon ausgehen, dass sich im Lauf einer letztlich gar nicht so langen Sperrfrist der Charakter eines Menschen schon irgendwie so weit verändern werde, dass man ihm nach Ablauf dieser Frist den Führerschein unbesehen wieder aushändigen kann.

Konsequenzen für Wiederholungstäter

Genau deswegen, um die Lücke zwischen der juristischen Systematik und dem wirklichen Leben zu schließen, gibt es die Einrichtung der medizinisch-psychologischen Untersuchung. Bei den »schweren Fällen«, das heißt den Trunkenheitsfahrern über 1,60 Promille bzw. 2,0 Promille und den Wiederholungstätern, verlässt man sich seit geraumer Zeit nicht mehr darauf, dass es in Zukunft gut gehen werde, sondern man schaut sich die betreffenden Bewerber um einen neuen Führerschein genauer an.

Ebenfalls aus genau diesem Grund ist auch die ausgesprochene Sperrfrist immer als eine Mindestsperrfrist zu verstehen. Der Richter legt fest, bis zu welchem Zeitpunkt Sie den Führerschein auf keinen Fall wiederbekommen dürfen. Ob Sie ihn überhaupt wiederbekommen und vor allem wann, ist nicht mehr Sache des Richters. Nach Ablauf der Sperrfrist liegt jede weitere Entscheidung in der Kompetenz der zuständigen Verwaltungsbehörde, d. h. der Führerscheinstelle des jeweiligen Wohnbereiches.

Sie verstehen jetzt auch, dass die Sperrfristverkürzung, von der schon die Rede war, juristisch gesehen kein Gnadenakt ist – vergleichbar vielleicht einer vorzeitigen Haftentlassung auf Bewährung – sondern die Aufhebung einer nicht mehr nötigen Vorsichtsmaßnahme.

Die Behörde hat Eignungszweifel

Zweifel an der Fahreignung

Wenn Sie ihn nicht schon längst bekommen haben, so werden Sie ihn demnächst in Ihrem Briefkasten finden: einen Brief Ihrer zuständigen Verwaltungsbehörde, in dem man Ihnen mitteilt, man habe aufgrund Ihrer Trunkenheitsfahrt(en) Zweifel an Ihrer Fahreignung und könne Ihnen deshalb den Führerschein nicht ohne weiteres nach Ablauf der Sperrfrist wieder aushändigen.

Man müsse vielmehr vorher diese Eignungszweifel ausräumen. Dies wiederum könne man nur durch eine Fahreignungsbegutachtung im Rahmen einer medizinisch-psychologischen Untersuchung (MPU) bei einer amtlich anerkannten Begutachtungsstelle für Fahreignung (BfF).

Die MPU-Gutachter sollen die Eignungszweifel ausräumen

Diese Eignungszweifel der Verwaltungsbehörde liegen spätestens durch den Brief der Führerscheinstelle an Sie ganz amtlich auf dem Tisch. Dort bleiben sie, bis jemand kommt und sie wegräumt.

Gründe für und gegen die Eignung

Die Aufgabe der beiden MPU-Gutachter – Arzt und Psychologe – besteht genau darin, nämlich im Beseitigen der gegen Sie formulierten Eignungszweifel. Die MPU-Gutachter – vor allem der Psychologe – sollen die Argumente der Behörde entkräften. Meine Verkehrsvorgeschichte – die Trunkenheitsfahrt(en) – spricht gegen mich; durch sie gehöre ich zu einer Gruppe von Kraftfahrern mit erhöhter Wahrscheinlichkeit, (erneut) mit Alkohol im Straßenverkehr aufzufallen. Der Gutachter muss Gegenargumente sammeln, er braucht individuelle Befunde, die trotz allgemeiner, statistischer Bedenken für meine Fahreignung sprechen. Dann hat er abzuwägen – je schwerwiegender die Delikt-Vorgeschichte, desto notwendiger sind gute Argumente.

Die Eignungszweifel gründen auf Statistik

Nehmen Sie die Eignungszweifel des unterzeichnenden Beamten nicht persönlich; die Behörde, d. h. der zuständige Beamte, handelt pflichtgemäß, ihm bleibt an dieser Stelle des Verfahrens nur ein geringer und auf wenige Grenzfälle beschränkter Entscheidungsspielraum. Seine Eignungszweifel sind sehr pauschal, sie stützen sich auf allgemeine Erfahrung mit Gruppen von Leuten.
Der Beamte muss aufgrund Ihrer Vorgeschichte von einer gegenüber dem unauffälligen Kraftfahrer statistisch erhöhten Wahrscheinlichkeit ausgehen, dass Sie in Zukunft mit Alkohol am Straßenverkehr teilnehmen werden.

Was bedeutet »statistisch erhöhte Wahrscheinlichkeit«?

Stellen Sie sich vor, man gibt Ihnen eine Liste mit 100 Führerschein-Inhabern, alle mit mindestens zehn Jahren Fahrpraxis. Sie kennen diese Leute nicht. Das einzige, was Sie wissen, ist, dass 20 dieser 100 Kraftfahrer den Führerschein bereits mindestens einmal wegen Alkohol am Steuer verloren haben.

Wer fällt wahrscheinlich erneut auf?

Sie sollen nun wetten, welche von diesen 100 Führerschein-Inhabern in den nächsten – sagen wir mal – fünf Jahren ihren Führerschein wegen Trunkenheit im Verkehr verlieren werden. Auf zehn dieser Menschen sollen Sie einen bestimmten Betrag setzen. Hat der Betreffende nach fünf Jahren seinen Führerschein immer noch, ist Ihr Geld verloren, hat er ihn zwischenzeitlich verloren, bekommen Sie den doppelten Betrag.

Ein reines Glücksspiel, meinen Sie? Nicht ganz, glaube ich. Ich würde mein Geld in dieser Führerschein-Lotterie auf jene setzen, die bereits wegen einer Trunkenheitsfahrt aufgefallen sind; und zwar würde ich mir aus diesen zwanzig Personen wiederum jene zehn heraussuchen, die den Führerschein bisher am häufigsten bzw. mit den meisten Promille verloren haben. Bei diesen Leuten besteht die statistisch höchste Wahrscheinlichkeit, dass sie erneut mit Alkohol am Steuer auffallen werden.

Die Rückfallquoten

Ein Drittel aller Alkohol-Vorbestraften wird spätestens fünf Jahre nach dem ersten Delikt rückfällig, nach zehn Jahren sind bereits knapp die Hälfte der Vorbestraften erneut ihren Führerschein los. Das ist einerseits wenig, wenn man bedenkt, dass man von immerhin der Hälfte nichts mehr hört. Das ist andererseits viel, wenn man berücksichtigt, dass zehn Jahre keine übermäßig lange Zeit sind; das ist sogar sehr viel, wenn man darüber hinaus weiß, dass auf jede entdeckte – das heißt gerichtsbekannte und bestrafte – Trunkenheitsfahrt rund 1000 (!) unentdeckte Trunkenheitsfahrten kommen.

In unserem Lotteriespiel mag es leicht sein, dass ich mich bei einigen der zehn Kraftfahrer, die ich mir aussuche, vertue. Ein paar von ihnen werden nüchtern sein, dafür werden andere aus der bislang »sauberen« Gruppe der 80 erstmals erwischt werden. Bestimmt wird es so sein. Aber: Ich verspreche Ihnen, dass auf lange Sicht ich dieses Spiel gewinnen werde und nicht jener, der wahllos sein Geld auf irgendwen setzt. Oder, etwas wissenschaftlicher ausgedrückt: Meine Trefferquote wird höher sein.

Die Statistik und der Einzelfall

Statistik ist eine feine Sache, werden Sie sagen, kann aber über den Einzelfall – über Sie also – nicht viel aussagen. Sie haben Recht und die Behörde weiß das. Wäre es anders, würde die Verwaltungsbehörde also nur auf die Statistik schauen, dann bräuchte es keine MPU, dann dürfte man Ihnen – sicherheitshalber – den Führerschein ohnehin nie wieder geben. Die »drohende« MPU ist also einerseits zwar ein Ausdruck amtlichen Misstrauens Ihnen gegenüber, andererseits aber auch eine Chance für Sie, den Fallstricken der Statistik zu entgehen. Nehmen Sie also die Herausforderung an, und bereiten Sie sich – auch mithilfe dieses Ratgebers – auf die unvermeidliche medizinisch-psychologische Untersuchung vor.

Wer trifft die Entscheidung über meinen Führerschein?

Die Rolle des Gutachters

Sie müssen sich untersuchen lassen, der untersuchende Psychologe fertigt dann – zusammen mit dem Arzt – ein Gutachten an, in dem zur Frage der Eignungszweifel Stellung genommen wird. Ist der Gutachter der Meinung, die Eignungszweifel seien ausgeräumt, dann bekommen Sie Ihre Fahrerlaubnis wieder, verneint er dies, wird es vorerst nichts mit dem neuen Führerschein.

Trifft also der MPU-Gutachter die Entscheidung über Ihren Führerschein? Ja und nein. De jure (das heißt dem Gesetz nach, formal gesehen) entscheidet die Verwaltungsbehörde und niemand anderer als die Verwaltungsbehörde über die Erteilung eines Führerscheins.

Eine Führerscheinerteilung ist ein so genannter »Hoheitsakt«. Hoheitsakte sind ein staatliches Privileg, also immer Sache einer staatlichen Behörde, sie können nicht an private Dritte delegiert werden. Das MPU-Gutachten dient der Behörde lediglich als »Hilfsmittel für eine eigene Urteilsbildung«. Die Entscheidung jedoch trifft die Verwaltungsbehörde in eigener Verantwortung. In den Eignungsrichtlinien heißt es dazu: »... die Entscheidung der Verwaltungsbehörde muss erkennen lassen, dass eine eigene Prüfung stattgefunden hat.«

Theorie und Praxis des Entscheids

Das ist die Theorie. In der Praxis ist es jedoch so, dass sich bis auf wenige Ausnahmen die amtliche Entscheidung ganz eng an das Gutachten anlehnt. Die Sachbearbeiter bei der Behörde sind wenig entscheidungsfreudig, der Behördenapparat macht es ihnen auch nicht leicht. De facto (das heißt den tatsächlichen Verhältnissen nach) entscheidet in den meisten Fällen sehr wohl der Gutachter über Ihren Führerschein.

Soll ich mich wehren gegen die Untersuchung?

Sie können aber auch der Meinung sein, in Ihrem speziellen Fall sei eine MPU absolut nicht notwendig. Ihnen müsste jeder halbwegs vernünftige Mensch den Führerschein auch ohne Gutachten wiedererteilen. Unternehmen allerdings können Sie gegen die Aufforderung zur Begutachtung vorerst nichts.

Kann man gegen eine MPU gerichtlich vorgehen?

Das liegt daran, dass eine MPU kein so genannter »belastender Verwaltungsakt« ist, gegen den man – wie gegen jede Verwaltungsentscheidung – gerichtlich vorgehen könnte. Erst der Versagungsbescheid, mit dem Ihnen die Behörde mitteilt, dass es mit dem Führerschein vorerst nichts wird, wäre so ein »belastender Verwaltungsakt«. Weil die Gutachtensaufforderung kein Verwaltungsakt ist, kann sie auch nicht mit den Mitteln der Verwaltungsgerichtsbarkeit angefochten werden.

Ein bisschen anders sähe es aus, wenn ein grober, ein wirklich grober und offensichtlicher Entscheidungsfehler der Behörde vorliegt. In so einem Fall müsste es aber ausreichen, das Problem informell zu regeln. Das bedeutet, Sie gehen zum Beamten hin und weisen ihn – in möglichst bedachten, ihn nicht verletzenden Worten – auf seinen Fehler hin. Bleibt der Beamte stur, dann hat er entweder doch Recht, und Sie sind einem juristischen Auslegungsfehler aufgesessen. Oder aber Sie gehen zum Amtsleiter. Blitzen Sie auch dort ab, dann schlucken Sie – wenn Ihnen Ihr Seelenfrieden lieb ist – den Brocken.

Es spricht einiges dagegen, mit juristischen Schritten bereits gegen die Gutachtensaufforderung der Führerscheinstelle vorzugehen.

Die Beweislast liegt bei mir

Kein Rechtsanspruch auf eine Wiedererteilung

Wir hatten gesehen, dass sich der vom Richter gegen Sie ausgesprochene Führerscheinentzug auf eine Mindestsperrfrist bezieht (»Die Verwaltungsbehörde wird angewiesen, eine neue Fahrerlaubnis nicht vor dem ... zu erteilen.«). Sie haben nach Ablauf der Sperrfrist also keinen automatischen Rechtsanspruch auf Wiedererteilung Ihrer Fahrerlaubnis. Die Situation ist jetzt völlig anders als damals, als Sie erstmalig Ihren Führerschein beantragten.

Damals (wir setzen einfach voraus, dass Sie seinerzeit noch ein unbeschriebenes Blatt waren, nicht etwa mit dem Moped schon Punkte gesammelt hatten) existierte keine aktenkundige Vorgeschichte, zu jener Zeit musste die Behörde davon ausgehen, dass Sie – nach bestandener Fahrprüfung – zum Führen eines Kraftfahrzeuges der beantragten Klasse geeignet sein würden.

Hätte zu dieser Zeit die Führerscheinstelle Zweifel an Ihrer Fahreignung gehabt, so hätte die Verwaltungsbehörde Ihnen die Nichteignung nachweisen müssen. Als unbeschriebenes Blatt, als unbescholtener Bürger, hatten Sie Anspruch auf eine generelle Eignungsvermutung. Sie hatten die guten Karten und die Behörde hätte handeln müssen. Jetzt aber sind Sie bescholten, jetzt liegt etwas Rechtsverwertbares – nämlich die Trunkenheitsfahrt(en) – gegen Sie vor, jetzt darf die Behörde Zweifel haben und auf diesen Zweifeln beharren, bis sie von Ihnen widerlegt sind.

Die Fahreignung muss von mir nachgewiesen werden

Gerichtsverhandlung und MPU-Verwaltungsverfahren

Vor diesem Hintergrund wird Ihnen jetzt auch der grundlegende Unterschied zwischen diesem Verwaltungsverfahren zur Wiedererteilung der Fahrerlaubnis und Ihrem Strafverfahren wegen der Trunkenheitsfahrt klar. Beide Male unterstellt man Ihnen unerfreuliche Dinge, aber: Vor Gericht galten Sie bis zum Beweis des Gegenteils, d. h. bis zum Urteil als unschuldig. Hätte Ihnen damals der Staatsanwalt nicht nachweisen können, dass Sie gefahren sind, dann hätte Sie der Richter nicht verurteilen können, auch wenn er gefühlsmäßig ganz stark von Ihrer Täterschaft überzeugt gewesen wäre. Sie waren im Grund in einer passiven Rolle, Sie konnten sich gegen die Vorwürfe verteidigen, mussten aber nicht. Sie hätten genauso gut auch stumm und reglos die Verhandlung über sich ergehen lassen können. Hätte der Staatsanwalt den Tatnachweis nicht geschafft, dann wäre Ihnen gar nichts passiert.

Das Beweisverfahren vor Gericht

> In Ihrem jetzigen Verwaltungsverfahren zur Wiedererteilung der Fahrerlaubnis gelten Sie bis zum Beweis des Gegenteils, d. h. bis zum Gutachten, als ungeeignet zum Führen eines Kraftfahrzeuges. Können Sie den Gutachter nicht von Ihrer Eignung überzeugen, so gelten Sie in den Augen der Verwaltungsbehörde weiterhin als ungeeignet, Ihr Führerschein bleibt entzogen. Sie sind jetzt zwangsweise in einer sehr aktiven Rolle, Sie müssen handeln. Tun Sie nichts, indem Sie z. B. gar nicht zur Begutachtung erscheinen oder benötigte Angaben verweigern, dann schlägt diese Passivität voll gegen Sie zurück – die Zweifel sind nicht ausgeräumt, sie bleiben bestehen, Ihr Führerschein bleibt in der Schublade.

Sie tragen die Beweislast!

Auf den Punkt gebracht: In einem Verwaltungsverfahren zur Wiedererteilung der Fahrerlaubnis tragen immer Sie die volle Beweislast. Tun Sie nichts, so bleibt alles, wie es ist, d. h. der Führerschein bleibt entzogen.

Ich muss handeln

Die rechtliche Situation vor, während und nach einer MPU ist für einen Laien nicht ganz einfach zu durchschauen, vor allem deswegen nicht, weil hier zwischen oberflächlichem Augenschein und tatsächlicher Rechtslage in mancher Hinsicht doch ein erheblich großer Unterschied besteht.

Ihre momentane Situation des Ersuchens, des Bittens, der Ungewissheit ist sicher nicht sehr erfreulich, sie mag Ihnen in mancher Stunde noch demütigender erscheinen, als sie ohnehin schon ist. Es leiten sich aber aus der Rechtslage auch Vorteile für Sie ab, die Sie leicht verschenken, wenn Sie allzu blauäugig Augenschein und gesundem Menschenverstand vertrauen.

Wer veranlasst die Begutachtung?

Es könnte Ihnen leicht so vorkommen, als *verlange* die Verwaltungsbehörde von Ihnen eine medizinisch-psychologische Untersuchung, die Sie nun – quasi auf behördliche Anordnung – machen müssen. Dem ist nicht so; es ist *nicht* die Verwaltungsbehörde, welche eine Begutachtung veranlasst. Die Verwaltungsbehörde äußert lediglich Zweifel an Ihrer Fahreignung und teilt Ihnen mit, auf welche Weise Sie diese Zweifel so beseitigen können, dass auch die Behörde davon überzeugt ist, nämlich durch ein positives Gutachten einer amtlich anerkannten Untersuchungsstelle.

Das hört sich komisch an, ist aber so: Die Behörde macht Ihnen (rein juristisch gesehen) tatsächlich lediglich einen Vorschlag, auf den Sie eingehen können – oder nicht. Gehen Sie auf den Vorschlag ein (und wenn Sie Ihren Führerschein wiederhaben wollen, bleibt Ihnen gar nichts anderes übrig), dann müssen *Sie* diese Untersuchung beantragen, *Sie* müssen die Behörde bitten, Ihre Führerscheinakte – oder Auszüge daraus – an die Begutachtungsstelle zu schicken und damit das ganze Begutachtungsverfahren in Gang zu bringen.

Die Rechtslage zwingt Sie, nicht nur mitzumachen, sondern das ganze Spiel überhaupt erst anzufangen. Gehen Sie auf den Behördenvorschlag nämlich nicht ein, so bleibt – wir hatten das schon – Ihr Führerschein dort, wo er die ganze Zeit über war, nämlich bei der Behörde.

Von der Behörde wird die medizinisch-psychologische Untersuchung nicht angeordnet, sie ist »freiwillig«. Sie müssen sich auf das Verfahren nicht einlassen. Ohne Ihre aktive Teilnahme gibt es aber den Führerschein nicht zurück.

Ich muss schnell handeln

Die Wiedererteilung der Fahrerlaubnis ist sehr zeitaufwändig

Dass die Mühlen von Behörden langsam mahlen, werden Sie aus leidvoller Erfahrung wissen. Wenn Sie selber Beamter in irgendeiner Verwaltungsbehörde sind, kennen Sie auch die Gründe. Bei Ihrer zuständigen Führerscheinstelle ist das nicht anders, für den TÜV und andere medizinisch-psychologische Untersuchungsstellen gilt das zwar nicht mehr so wie früher, trotzdem sollten Sie längere Bearbeitungszeiten einkalkulieren.

Für Sie heißt das: Ist ein Verfahren zur Wiedererteilung der Fahrerlaubnis mit einer MPU verbunden, dann kann sich dieser Vorgang erheblich in die Länge ziehen.

- Von dem Tag, an dem Sie sich mit der Untersuchungsstelle in Verbindung setzen und wegen eines Termins anfragen, bis zum Untersuchungstag vergeht Zeit – viele, viele Wochen, wenn Sie Pech haben. Sie sind nicht der einzige Bewerber, der Andrang ist groß und die Kapazität der Untersuchungsstelle begrenzt.
- Von dem Tag, an dem Sie zur Untersuchung erscheinen, bis zu dem Tag, an dem Sie das fertige Gutachten in Händen halten, vergeht Zeit, zwei Wochen, vielleicht mehr als die doppelte Spanne, wenn Sie einen säumigen Gutachter oder eine schlechte, d. h. überlaufene Saison erwischt haben.
- Wenn Sie dann nicht, wie erhofft, ein positives Gutachten bekommen, sondern nur eine Kurszuweisung, dann verstreicht wiederum eine Menge Zeit, bis Sie endlich einen Termin für den Kurs bekommen. Und: Der Kurs selber dauert noch einmal einige Wochen (mindestens vier).

Die Zeit des Führerscheinentzugs kann sich verlängern

Das heißt, es kann Ihnen – wenn Sie Ihre Angelegenheit nicht konsequent betreiben – sehr leicht passieren, dass sich die Zeit des Führerscheinentzugs trotz (leidlich) positiven Gutachtens erheblich über die gerichtliche Sperrfrist hinaus verlängert. Bis vor gar nicht so langer Zeit war es Praxis, dass man einen Führerscheinbewerber erst nach Ablauf der Sperrfrist überhaupt bei der Begutachtungsstelle zur Untersuchung empfangen durfte.

Nach derzeitiger Verwaltungspraxis (die sich angeblich in Zukunft weiter zu Ihrem Vorteil ändern soll) können Sie frühestens drei Monate vor Ablauf der Sperrfrist einen Antrag auf Führerschein-Wiedererteilung stellen, können dann, sobald Sie einen Termin bekommen, zur Untersuchung erscheinen.

Das mit einer MPU verbundene Wiedererteilungsverfahren dauert in jedem Fall lange. Verschenken Sie also keine Zeit, gehen Sie frühzeitig zu Ihrer Führerscheinstelle, lassen Sie sich klipp und klar darlegen, was für Formalien Sie zu erledigen haben, damit Sie drei Monate vor Ablauf der Sperrfrist das Verfahren in Gang setzen können.

Das Gutachten ist mein Eigentum

Die Gründe für das Eigentum

Aus dem oben Dargelegten folgt, dass Sie der Auftraggeber des Gutachtens sind. Sie schließen mit der Begutachtungsstelle für Fahreignung einen Werkvertrag ab, der diese verpflichtet, Ihnen gegenüber eine Dienstleistung zu erbringen, also eine Untersuchung durchzuführen und dann ein Gutachten zu erstellen. Sie bezahlen die ganze Untersuchung, das abschließend erstellte Gutachten ist logischerweise Ihr Eigentum, über das Sie nach Belieben verfügen können. Ihnen gehört dabei nicht nur das Schriftstück, also das Stück Papier, auf dem es geschrieben steht. Sie sind auch – und diese Unterscheidung ist sehr wichtig – Eigentümer der im Gutachten enthaltenen Information. Mit diesem Eigentum sollten Sie sorgsam und überlegt umgehen.

Der Adressat des Gutachtens

Unter den Formularen, die man Ihnen bei der Führerscheinstelle zur Unterschrift vorgelegt hat, war auch eines, auf dem Sie – unter anderem – ankreuzen mussten, ob das fertige Gutachten an Ihre eigene Adresse geschickt werden soll oder ob es die Begutachtungsstelle direkt an die Behörde schicken darf. Dieses Kreuzchen ist sehr wichtig, denn ohne Ihre ausdrückliche Einwilligung darf das Gutachten an keinen Dritten – also auch nicht an die Verwaltungsbehörde – weitergeleitet werden. Mehr noch: Die Begutachtungsstelle darf die Behörde von sich aus – ohne Ihre ausdrückliche und schriftliche Zustimmung – nicht einmal darüber informieren, ob Sie überhaupt zur Begutachtung erschienen sind, geschweige, wie das Gutachten ausgefallen ist. Wir kommen darauf später noch zurück.

Lassen Sie sich das fertige Gutachten immer zuerst an Ihre Adresse schicken. Lesen Sie das Gutachten durch, bevor Sie es weitergeben. Verlangen Sie eine Korrektur, wenn nachweislich (wirklich nachweislich!) Falsches drinsteht.

Muss man ein negatives Gutachten abgeben?

In einem solchen Gutachten kann sehr viel über Sie drinstehen; umso mehr, je sorgfältiger es gemacht wurde, je ausführlicher also der Gutachter seine Befunde darstellt. Manches von dem, was drinsteht, könnte Ihnen peinlich sein, Dinge, die nicht unbedingt jeder wissen muss. Ist das Gutachten positiv oder empfiehlt es einen Nachschulungskurs, dann müssen Sie es natürlich abgeben, um Ihren Führerschein zu bekommen. Ist es jedoch negativ – und es sind in der Regel die negativen Gutachten auch die ausführlichen –, so haben Sie keinerlei Nachteile, wenn Sie das Gutachten nicht abgeben. Ihren Führerschein bekommen Sie in einem solchen Fall – vorerst jedenfalls – sowieso nicht. Geben Sie das Gutachten aber aus der Hand, so werden alle darin über Sie enthaltenen Informationen sogleich aktenkundig – ein Umstand, der sich bei einem Zweit- oder Obergutachten (siehe S. 115) ganz heftig gegen Sie richten kann. Eine Information kommt sehr leicht in eine behördliche Akte. Sie von dort wieder herauszubekommen, ist dagegen sehr schwer und aufwändig.

Sie sind Auftraggeber und Eigentümer des Gutachtens. Sie lassen sich das Gutachten immer nach Hause schicken, lesen es gut durch und entscheiden dann, ob es für Sie vorteilhaft ist, das Gutachten an die Behörde weiterzuleiten. Fällt das Gutachten negativ aus, dann ist es für Sie praktisch nie von Vorteil, es der Behörde auszuhändigen.

Es gibt keine regionale Zuständigkeit beim Untersuchungsort

Der privatrechtliche Werkvertrag

Wir hatten davon gesprochen, dass Sie der Auftraggeber des Gutachtens sind. Sie schließen ganz formlos, indem Sie um einen Untersuchungstermin bitten, mit der Begutachtungsstelle einen (privatrechtlichen) Werkvertrag ab. Wie bei der zweijährigen Hauptuntersuchung Ihres Autos gibt es auch bei einer MPU keine örtliche Zuständigkeit. Welche Begutachtungsstelle für Fahreignung Sie mit der Untersuchung beauftragen, liegt alleine in Ihrem

Ermessen. Die von Ihnen gewählte Untersuchungsstelle muss nur im Bundesgebiet liegen und als Begutachtungsstelle amtlich anerkannt sein.

Für welche Untersuchungsstelle soll ich mich entscheiden?

Sie sagen, es sei egal, wo Sie sich ausfragen lassen? Sie haben Recht. Vielleicht werden Sie aber die Erfahrung machen, dass alle möglichen Bekannten, die sich vor Ihnen einer MPU unterziehen mussten, Sie reichlich mit »Geheimtipps« versorgen. »Geh ja nicht nach X«, sagt der eine, »dort sind sie ganz scharf, versuch es lieber gleich in Y, dort sind deine Chancen größer!« Ein zweiter bestätigt diese Einschätzung, während ein dritter »Fachmann« gerade X als optimale Untersuchungsstelle empfiehlt.

Die beste Untersuchungsstelle

In den letzten Jahren hat sich auf diesem Gebiet eine ganze Menge getan, vor allem, seit in den meisten Bundesländern das TÜV-Monopol aufgehoben und andere Träger von Untersuchungsstellen zugelassen wurden.

Als Hauptargument gegen die Aufhebung des Monopols war immer wieder zu hören, dass in einer Konkurrenzsituation die verschiedenen Untersuchungsstellen sich gegenseitig mit kundenfreundlichen, sprich: positiveren Gutachtensquoten die Kundschaft abwerben würden.

Die Unterschiede sind zu vernachlässigen

Ein durchaus ernst zu nehmendes Argument. Aber weil jeder dieses Problem kennt, will niemand auch nur den Eindruck erwecken, er schiele über hohe Positivquoten nach neuer Kundschaft. Das heißt: Nach meinem Eindruck sind heute die Unterschiede zwischen den einzelnen Firmen geringer als früher zwischen verschiedenen TÜV-Untersuchungsstellen.

In den neuen Bundesländern zahlen Sie derzeit immer noch einige Prozent weniger Untersuchungsgebühren, dafür müssen Sie aber – wenn Sie nicht gerade im unmittelbaren Grenzbereich wohnen – Reisekosten in Kauf nehmen. Und wenn Sie viel Pech haben, werden Sie ein Opfer von Mentalitätsunterschieden.

> Es ist also ziemlich egal, wo Sie sich zur Untersuchung anmelden. Der einfachste Weg: Entscheiden Sie sich für die Ihrem Wohnort nächstgelegene Untersuchungsstelle. DEKRA und private Untersuchungsstellen bezahlen ihre Gutachter besser, was bedeutet, dass man sich dort im Schnitt mehr Zeit nimmt – mehr Zeit für Sie und für das Gutachten.

Der Nutzen von MPU-Vorbereitungsseminaren

Inserate, die Ihnen bekannt sein dürften

- Führerscheinprobleme? Gutachten negativ?
  Wir helfen zuverlässig! Tel. ...
- Führerscheinentzug?
  Vorbereitung auf medizinisch-psychologische Untersuchung und verkehrspsychologische Gutachten. Tel. ...
- Führerscheinverlust durch Alkohol?
  Rehabilitationskurse in F. und K. Info Tel. ...
- Führerscheinentzug?
  Wir helfen durch psychologische Beratung, Begutachtung (auch Gegengutachten) und Schulung. Tel. ...
- Führerscheinentzug
  Wir sagen Ihnen, was Sie über eine medizinisch-psychologische Untersuchung wissen sollten. In unserem 2-tägigen Vorbereitungsseminar geben wir Sicherheit durch Information. Tel. ...

Früher, als der Führerschein noch selbstverständlicher Bestandteil Ihres Lebens war, haben Sie Anzeigen wie die oben zitierten vermutlich einfach überlesen, allenfalls als Kuriosität am Rande wahrgenommen. Inzwischen sind das Ihre Sorgen. Zumindest dann, wenn Sie bereits eine negative Begutachtung hinter sich haben, werden Sie diese oder ähnliche Anzeigen kennen, die im Übrigen nicht nur eine Sache der großen überregionalen Zeitungen sind; noch in den entlegensten Anzeigenblättern sind sie zu finden.

Die Erfolgsquoten der Institute

Versprechen auf Erfolg

Alle versprechen sie Ihnen Hilfe bei Ihrem Problem, prompte und zuverlässige Hilfe. In Gruppen- oder Einzelschulungen werden Sie – so verspricht man – auf die medizinisch-psychologische Untersuchung vorbereitet. Sie lernen dort, was der Gutachter gerne hört, was Sie dann befähigen soll, ein positives Gutachten oder zumindest eine Kurszuweisung nach Hause zu tragen.

Ist Ihr Ärger mit der MPU besonders hartnäckig, so verspricht man Ihnen – als Gipfel der Serviceleistung – auch ein »Gegengutachten«, mit dem das negative MPU-Gutachten »abgeschossen« werden soll. Der Markt für solche Hilfestellungen ist groß, es ist manchmal erschreckend, wie viel Geld (vor allem im Verhältnis zu seinem Einkommen) mancher Führerscheinbewerber ausgibt, im verzweifelten Bemühen, den begehrten »Lappen« zurückzubekommen.

Diese Einsatzbereitschaft ist andererseits aber wieder verständlich, denn vom Führerschein hängt sehr viel ab. Oft ist er für die Berufsausübung notwendig oder doch sehr wünschenswert. Für viele Leute war der Erwerb des Führerscheins mit 18 Jahren wie die Eintrittskarte in das Leben der Erwachsenen; für diese Menschen bedeutet der Führerscheinentzug – abgesehen von handfesten finanziellen Nachteilen – eine Art »Entmündigung«, der Verlust der sozialen Vollwertigkeit.

Wie groß sind die Aussichten auf Erfolg?

Wenn Sie bei einem solchen Beratungsinstitut einmal anklopfen und Interesse bekunden, dann wird man Ihnen vermutlich vorrechnen, dass soundsoviel Prozent aller Kunden dieser Einrichtung nach Abschluss der Beratung den Führerschein wieder bekommen haben. Das dürfte in den meisten Fällen nicht mal gelogen sein. Die Erfolgsquoten dieser Institute sind tatsächlich recht hoch.

Was allerdings einen ganz simplen Grund hat: An die Institute wenden sich nämlich die Menschen meist erst dann, wenn sie bereits (mindestens) eine negative Begutachtung hinter sich haben. Die statistische Chance, ein positives Gutachten oder zumindest eine Kurszuweisung zu bekommen, ist jedoch (und das wird man Ihnen kaum erzählen) beim zweiten Anlauf erheblich besser als beim ersten Mal – und zwar selbst dann, wenn sich zwischen Erst- und Zweitbegutachtung von Seiten des Probanden nichts verändert hat (abgesehen von der verstrichenen Zeit). Die »Erfolgsquote« der Beratungsinstitute sollte Sie also nicht blenden.

Jeder darf solche MPU-Seminare anbieten

Ist der Erfolg garantiert?

Erfolgsquote hin oder her: Sie werden fragen, ob man solche Institute empfehlen kann oder ob hier eher Zurückhaltung angebracht ist. Eine Antwort auf diese Frage zu geben, ist schwierig. Pauschal abzuraten, wäre den seriösen, sachkundigen Instituten und Beratern gegenüber unfair; einfach zuzuraten, wäre ebenfalls unfair – Ihnen gegenüber.

Die unterschiedliche Qualifikation der Anbieter

Bedenken Sie: Hinter solchen Angeboten stecken die unterschiedlichsten Leute; es kann sich um größere Institute mit etlichen Mitarbeitern handeln (der Markt gibt – wie gesagt – einiges her), manchmal ist es auch nur ein einzelner Berater (der sich vielleicht aber dennoch hochtrabend »Institut« nennt). Die Größe der Institute sagt dabei wenig aus über die Qualifikation des Angebots. Niemand prüft die Qualifikation der Anbieter, sodass sich die unterschiedlichsten Leute auf dem Markt tummeln. Jeder, buchstäblich jeder, kann solche Kurse und Beratungen anbieten. Die Berufsbezeichnung »Psychologe« ist immer noch nicht geschützt; jedermann kann sich das Wort »Psychologe« auf ein Schild malen lassen und dieses Schild dann an seine Haustür hängen. Als qualifizierte Berufsbezeichnung rechtlich geschützt ist lediglich der Begriff »Diplom-Psychologe«.

Es gibt Anbieter, die wissen, wovon sie reden: Sie kommen aus dem Geschäft, waren früher selber als MPU-Gutachter tätig. Diese Verkehrspsychologen kennen natürlich die Praxis der Begutachtung – inkl. aller Tricks und Schliche – aus dem Effeff. Andere sind eventuell Psychologen, können Ihnen ein Diplom vorweisen, haben ihre Berufserfahrungen aber nicht im Bereich der Verkehrspsychologie gesammelt und kommen vielleicht »frisch von der Uni«. Wiederum andere sind noch nicht einmal (Diplom-)Psychologen.

Worauf Sie besonders achten müssen

Wenn Sie eine solche Beratung in Erwägung ziehen, so sollten Sie vor einem Vertragsabschluss, vor einer Zahlung auf der detaillierten Darlegung des institutsspezifischen Beratungskonzeptes bestehen, inkl. der Preise für jede Art der angebotenen Dienstleistung. Darüber hinaus sollten Sie erst ein unverbindliches Vorgespräch vereinbaren und sich bei diesem Vorgespräch einen Eindruck über die Kompetenz des jeweiligen Beraters verschaffen.

Und noch eine Warnung. Falls Ihnen jemand anbietet, für Sie ein so genanntes »Gegengutachten zum MPU-Gutachten« zu erstellen: Klären Sie vorher mit Ihrer zuständigen Verwaltungsbehörde ab, ob die Behörde ein Gutachten dieses Psychologen als Entscheidungsgrundlage anerkennen wird. Eine solche amtliche Anerkennung ist für einen Psychologen alles andere als leicht zu bekommen, die Kriterien dafür sind sehr anspruchsvoll. Besteht jedoch eine solche amtliche Anerkennung nicht, dann ist das »Gegengutachten« dieses Psychologen nicht das Papier wert, auf dem es geschrieben steht.

Es mögen noch so schöne Sachen über Sie in diesem Gegengutachten drinstehen, die Behörde wird nichts weiter als eine bezahlte Gefälligkeit darin vermuten. Der Vergleich ist zwar ein wenig schief, aber es wäre in etwa so ähnlich, als würde in einem Strafprozess der Anwalt des Angeklagten das Urteil formulieren.

> Von Beratungsinstituten ist nicht grundsätzlich abzuraten, aber es ist große Vorsicht und äußerstes Misstrauen anzuraten. Gegengutachten sind fast immer wertlos.

Der Ablauf der MPU

Man macht als MPU-Gutachter die – anfangs irritierende – Erfahrung, dass viele Menschen, die eine solche Untersuchung machen müssen, von Sinn und Bedeutung einer MPU keine Ahnung haben. Völlig unvorbereitet kommen sie zur Begutachtungsstelle, füllen dort brav die Fragebögen aus, strecken beim Arzt ganz klaglos den Arm zum Blutabnehmen hin und lassen sich schließlich widerstandslos vom Psychologen ausfragen. Anschließend verlassen sie die BfF, ohne eigentlich mitbekommen zu haben, was in diesen anderthalb bis vier Stunden mit ihnen eigentlich passiert ist.

Die Wichtigkeit der MPU

Diese Interesselosigkeit an einer Sache, die einen andererseits enorm interessiert (denken sie nur mal, wie viel Anstrengung und Geld manche Menschen investieren, um endlich wieder ihren Führerschein zu erhalten), kommt vermutlich daher, dass man sich über die amtlich geforderte MPU zwar fürchterlich ärgert, sie eigentlich aber nicht recht ernst nimmt.

Im Bewusstsein vieler Leute ist eine MPU nichts weiter als eine kostspielige, zeitraubende Formalität, eine Art zusätzlicher Schikane. Dass in dem anschließenden Gutachten tatsächlich eine Entscheidung gefällt wird, dringt erst dann ins Bewusstsein, wenn es (vorerst) zu spät ist.

Aus der Tatsache, dass Sie diesen Ratgeber erworben haben, kann man schließen, dass Sie nicht »bewusstlos« zur MPU gehen wollen. Sie haben sich entschlossen, sich auf diese Untersuchung in jedem Fall gründlich vorzubereiten.

Vorbereitung ist angebracht

Über eines sollten Sie sich dabei allerdings im Klaren sein: Eine schlechte bzw. fehlende Vorbereitung auf die MPU kann bei Ihnen zu einem negativen Gutachten führen, obwohl möglicherweise die Voraussetzungen für ein positives Gutachten bzw. eine Kurszuweisung gegeben sind.

Andererseits ist jede noch so gute Vorbereitung auf die MPU – sei es in Form dieses Ratgebers, sei es in Form eines der oben erwähnten Vorbereitungsseminare – keine Garantie für den Erfolg. Sie kann Ihnen dann nicht helfen, wenn Sie die Voraussetzungen für ein positives Gutachten (über die noch näher zu reden sein wird) nicht mal in Ansätzen erfüllen.

Schlechte Vorbereitung kann Ihnen vieles verderben, gute Vorbereitung alleine wird Sie kaum retten, wenn sich sonst bei Ihnen nichts verändert hat.

Die einzelnen Bestandteile einer MPU

Die Rolle des Arztes und des Psychologen

Bei einer medizinisch-psychologischen Untersuchung haben Sie es – wie schon der Name nahe legt – mit zwei Gutachtern zu tun: einem Arzt und einem Psychologen. Dabei ist der für Sie wichtigere Gutachter der Psychologe. Nur in relativ wenigen – dann aber recht dramatischen – Fällen fällt dem Arzt die tragende Rolle zu; davon aber später.

Abgesehen von diesen zwei Untersuchungsteilen kommen noch Fragebögen und psychologische Leistungstests auf Sie zu.

Die MPU besteht aus vier einzelnen Teilen (in der umgekehrten Reihenfolge ihrer Bedeutung für den Erfolg der MPU):

mehrere Fragebögen
psychologische Leistungstests
medizinische Untersuchung
psychologisches Untersuchungsgespräch

Die Tücken der Fragebögen

Was sollen die Fragebögen aussagen?

Die Fragebögen dienen den Gutachtern in erster Linie dazu, von Ihnen einen kleinen Eindruck zu bekommen, noch bevor Sie zur Tür hereinkommen. Sie wollen abklopfen, welche Fragen sie Ihnen am sinnvollsten stellen sollen, welche Fragen unnötig sind. In den Fragebögen wird das gefragt, was man genauso gut auch im Gespräch erfahren könnte.

Dass man dennoch das beschriebene Papier vorschaltet, hat vor allem arbeitsökonomische Gründe: Man spart Zeit, muss nicht Mühe auf ein im individuellen Fall vielleicht sinnloses Frage-und-Antwort-Spiel verwenden.

Manchmal allerdings dienen die Fragebögen auch dem Zweck, Widersprüche zu provozieren. Widersprüche zwischen Ihren schriftlichen Antworten und den mündlichen Angaben im Gespräch. Lügengeschichten sind – das weiß man aus jahrtausendelanger Erfahrung mit Verhören – oft in sich nicht stimmig, erfundene Details werden bei der Wiederholung Stunden später gerne ein kleines bisschen anders geschildert als beim ersten Mal. Ein guter Schwindler braucht immer ein gutes Gedächtnis.

Die Auswertung der Fragebögen

Was die einzelnen Gutachter aus Ihren Antworten in den Fragebögen machen, ist recht unterschiedlich. Es gibt Psychologen (und Ärzte), die kümmern sich wenig um dieses Papier, werfen allenfalls einen flüchtigen Blick drauf. Andere notieren sich vor dem Gespräch interessante oder unklar gebliebene Formulierungen aus Ihren Antworten, um dann im Gespräch gezielt darauf eingehen zu können.

Wieder andere Gutachter hingegen verhalten sich ein wenig wie Detektive. Sie nehmen sehr aufmerksam zur Kenntnis, was im Fragebogen steht, stellen Ihnen im Gespräch noch mal die gleichen Fragen und streichen Ihnen dann im Gutachten genüsslich aufs Brot, wo überall Ihre Antworten im Fragebogen sich von den Antworten im Gespräch unterschieden, nach dem Motto: Der Angeklagte macht widersprüchliche Angaben, womit bewiesen wäre, dass er lügt.

So einfach liegen die Dinge zwar nicht, jeder erfahrene Richter oder Kriminalbeamte weiß das. Dennoch kann es Ihnen passieren, dass Sie an einen unerfahrenen Gutachter geraten, der Ihnen solche Widersprüche anlastet, ohne dass Sie im Gespräch ausreichend Gelegenheit gehabt hätten, dazu Stellung zu nehmen. Bereiten Sie sich möglichst auch auf diesen – allerdings eher unwahrscheinlichen – Fall vor.

Sie sollten sich gut überlegen, was Sie in einem Fragebogen angeben. Schreiben Sie – wo irgend möglich – die Wahrheit. Wenn Sie sich dazu nicht durchringen können, dann muss Ihre ganz persönliche Variante der Wirklichkeit sehr gut einstudiert sein.

Gestaltung der Fragebögen

Es gibt im Übrigen einige Unterschiede in der Gestaltung der Fragebögen. TÜV, DEKRA und private Anbieter haben eigene Fragebögen, außerdem sind regionale Differenzen festzustellen. Im Prinzip ist es aber immer das Gleiche.

Von daher gesehen können Sie auch die vermeintlich »guten« Tipps von Ihren Bekannten oder Verwandten aus anderen Bundesländern oder Städten in den Wind schlagen, wenn die Ihnen erzählen wollen, bei welchem TÜV man am besten »durchkommt«. Bereiten Sie sich allgemein und gut auf die Prüfung vor: Das hilft Ihnen in diesem Fall, ähnlich wie beim Erwerb des Führerscheins, immer noch am meisten und bringt Sie letzten Endes weiter.

Der medizinische Fragebogen

Im medizinischen Fragebogen will man wissen, welche Erkrankungen Sie schon im Lauf Ihres Lebens durchgemacht haben; ob bei Ihnen irgendwelche Behinderungen vorliegen (von Geburt an oder durch Krankheit oder Unfall erst im Laufe des Lebens erworben); ob Sie zur Zeit in ärztlicher Behandlung sind.

Welche Krankheiten haben/hatten Sie?

Weiterhin will man wissen, welche Medikamente Sie zur Zeit nehmen (oder bis vor kurzem noch genommen haben) und schließlich auch, ob Sie wegen einer Alkohol-, Drogen- oder Medikamentenabhängigkeit schon einmal in Behandlung waren, vielleicht sogar eine Entzugstherapie gemacht haben.

Die psychologischen Fragebögen

In den psychologischen Fragebögen interessiert man sich für Ihren persönlichen und beruflichen Hintergrund: den erlernten Beruf, den ausgeübten Beruf, vielleicht auch noch den Familienstand u. Ä.; Fragen, die man Ihnen auf jeden Fall stellen wird, sind die nach den aktenkundigen Verstößen:

Gibt es bereits ein Fahrverbot?

- Wie oft haben Sie bereits den Führerschein verloren bzw. wurde schon ein Fahrverbot wegen Trunkenheit im Verkehr gegen Sie verhängt?
- Wann war das jeweils?
- Wie viel Promille wurden damals gemessen?
- Wie viel haben Sie davor getrunken?
- Wie weit war dabei Ihr Heimweg? Wie lange wollten Sie bis zu Ihrem Ziel fahren?
- Wie weit sind Sie tatsächlich gekommen, bevor Sie von der Polizei aufgehalten wurden bzw. bevor der Unfall passierte?
- Wie war Ihr Zustand (in Bezug auf Alkohol) bei Fahrtantritt?
- Wie waren die sonstigen wesentlichen Tatumstände?

Das Ausfüllen der Fragebögen

Prinzipiell ist Ihnen bei den Fragebögen (wie überhaupt bei der ganzen Untersuchung) zu größtmöglicher Ehrlichkeit und Offenheit zu raten. Von der moralischen Pflicht zur Wahrheit mal ganz abge-

Ehrlichkeit zahlt sich aus

sehen: Eine – nennen wir es nicht Lüge – Täuschung ist erfahrungsgemäß sehr schwer durchzuhalten. Eine erfundene Geschichte muss – will man sich darauf verlassen können – hundertprozentig »wasserdicht« sein. Das heißt, sie muss zum einen in die aktenkundigen Tatsachen hineinpassen und zum anderen in sich absolut stimmig sein. Machen wir uns nichts vor: Das ist die hohe Schule des Lügens. Wer es nicht wirklich kann, sollte auf jeden Fall die Hände davon lassen. Denn wenn der Gutachter im Lauf der Untersuchung herausbekommt, dass Sie etwas verschwiegen oder falsche Angaben gemacht haben, so wird sich das sehr leicht in dicke Minuspunkte für Sie verwandeln.

»Prinzipiell« ehrlich sein, heißt: »meist, aber nicht immer«

Gibt es Formen von Behinderungen?

Was z. B. Behinderungen betrifft, so wird es bei angeborenen Behinderungen kaum Schwierigkeiten geben. Diese Behinderungen hatten Sie auch beim erstmaligen Führerscheinerhalt schon, man ist damals vermutlich darauf eingegangen, gegebenenfalls wurden Beschränkungen in Ihren Führerschein eingetragen. Später erworbene Behinderungen – vor allem dann, wenn sie äußerlich nicht sichtbar sind – können allerdings bei der Wiedererteilung der Fahrerlaubnis Schwierigkeiten bereiten. Kein Amt wusste bisher davon, jetzt durch die MPU, wegen einer ganz anderen Sache, wird die Behinderung aktenkundig – und bleibt dann in den Akten. Überlegen Sie sich also vorher, wie groß Ihre Offenheit hier sein soll. Ratschläge sind an dieser Stelle schwer zu geben, die Probleme sind sehr individuell. Vielleicht ein Hinweis: Stellen Sie sich vor, Sie wären Beamter bei der Verwaltungsbehörde. Würden Sie bei jemandem mit Ihrer Behinderung Ihre Bedenken haben, ob er sicher ein Kraftfahrzeug führen kann?
Allerdings gilt auch hier: Seien Sie nicht unvorsichtig. Manche Behinderungen sind im Straßenverkehr gefährlich. Wer an ihnen leidet, kann nun mal nicht Auto fahren bzw. er kann es sicher und gut nur dann, wenn sein Fahrzeug bestimmte Umbauten enthält. Den »Nachstellungen« der Verwaltungsbehörde zu entschlüpfen, mag gelegentlich ein netter Sport sein, der Weisheit letzter Schluss ist es nicht. Denn: Denken Sie auch an Ihre eigene Sicherheit. Von der Gefahr für die Allgemeinheit ganz abgesehen.
Beim Thema »Medikamente« und »derzeitige ärztliche Behandlung« ist Ehrlichkeit absolut angezeigt. Wir kommen später noch

ausführlich darauf zurück, hier nur soviel: Eine entscheidende Rolle bei der medizinischen Untersuchung können die so genannten »Leberwerte« spielen, medizinische Messwerte, die mehr oder weniger empfindlich auf Alkoholmissbrauch reagieren, aus deren Erhöhung man – mit Einschränkungen – auf aktuellen Alkoholmissbrauch schließen kann. Diese Leberwerte können jedoch auch aus ganz anderen Gründen erhöht sein – wegen chronischer Medikamenteneinnahme etwa oder auch bei bestimmten Krankheiten. In diesem Bereich zu »schummeln«, also eine Medikamenteneinnahme zu verschweigen, kann ganz böse nach hinten losgehen.

Medikamente und ärztliche Behandlung

Wenn Sie einen Beruf (oder ein Hobby) haben, in dem Sie viel mit giftigen Stoffen in Berührung kommen (z. B. Lackierer), dann sollten Sie das in den Fragebögen vermerken, auf jeden Fall bei der ärztlichen Untersuchung erwähnen. Erhöhte Leberwerte können so eine »harmlose« Erklärung finden.

Hatten Sie eine Alkohol-Entzugstherapie?

Ein ganz heikler Punkt ist die Frage, ob Sie eine Alkohol-Entzugstherapie – nach der Sie in jedem Fall im Fragebogen gefragt werden – von sich aus angeben sollen. Vieles spricht dafür, denn Sie kassieren damit bei der MPU einen ganz besonderen Pluspunkt; einen »besseren« Probanden als einen »trockenen« Alkoholiker gibt es für einen MPU-Gutachter gar nicht. Aber: Wer sich einer Alkohol-, Drogen- oder Medikamenten-Entzugstherapie unterzogen hat, gilt damit amtlich als Alkohol-, Drogen- oder Medikamentenabhängiger.

Amtlich als Alkoholiker gelten und Alkoholiker sein ist oft das Gleiche, muss aber nicht unbedingt genau dasselbe sein. Beileibe nicht jeder Alkoholiker ist amtlich bekannt und erfasst und umgekehrt: Nicht jeder, der irgendwann auf Alkoholtherapie war, ist deshalb Alkoholiker im strengen klinischen Sinne. So manchen noch nicht Alkoholabhängigen, der mit vielerlei psychischen Beschwerden zu kämpfen hat, schickt sein Hausarzt zur Alkoholtherapie, weil eine »normale« stationäre Psychotherapie keine Krankenkasse zahlen würde. Alkoholtherapie als Verlegenheitslösung also.

Die Einjahresfrist bei Abhängigen

Und dennoch: Die Richtlinien für die MPU-Gutachter legen fest, dass ein Alkohol-(Drogen-/Medikamenten-)Abhängiger, genauer: ein amtlich als Alkoholiker geltender Mensch nach Beendigung seiner Entwöhnungstherapie in der freien Sozialgemeinschaft – ohne die schützende Atmosphäre der Alkohol-Fachklinik also – ein ganzes Jahr trocken geblieben sein muss, ehe man ihm nach dieser Zeit den Führerschein wiedergeben kann. Diese Einjahresfrist

ist zwar kein absolutes, unverrückbares Muss, der Gutachter kann davon abweichen. Allerdings muss er dann ausführlich und gut begründen, warum er in dem speziellen Fall eine Ausnahme macht.

Was bedeutet die Einjahresfrist?

Für den Betroffenen ist das natürlich hart. Theoretisch ist diese Einjahresfrist wohlbegründet: Die allermeisten Alkoholiker (ganz allgemein: Suchtkranken), die nach einer Entwöhnungstherapie wieder rückfällig werden, werden dies im ersten Jahr nach Beendigung der Therapie. Das erste Jahr ist die »kritische Zeit«; wer diese Phase übersteht, hat bereits eine ziemlich gute Prognose.

Dennoch gilt generell: Alkoholismus ist unheilbar. Ein Alkoholiker bleibt sein Leben lang Alkoholiker, bleibt immer gefährdet. Nur wer sich dieser lebenslangen Gefährdung voll bewusst ist, hat eine gute Chance, dem Rückfall zu entgehen, also ein »trockener Alkoholiker« zu bleiben.

Bezogen auf die Praxis der MPU führt die relativ strikt geforderte Einjahresfrist zu einer unguten Situation. Ein Trinker, der sein problematisches Trinkverhalten noch kaum erkannt, der bloß wegen der MPU eine Trinkpause eingelegt hat, in der Untersuchung Abstinenz behauptet, hat eine Chance, ein positives Gutachten – zumindest eine Kurszuweisung – zu bekommen. Ein Trinker hingegen, der sich seines problematischen Trinkverhaltens bewusst geworden ist, der die energischste Maßnahme dagegen ergriffen hat und zur Alkoholtherapie gegangen ist, wird für diese Konsequenz, diesen Mut dahingehend »bestraft«, dass er auf jeden Fall eine lange Zeit auf seinen neuen Führerschein warten muss.

Soll die Verwaltungsbehörde von der Alkoholtherapie wissen?

Ein genereller Ratschlag ist hier nicht möglich. Eindeutig ist die Situation auf jeden Fall dann für Sie, wenn die Verwaltungsbehörde bereits von Ihrer Alkoholtherapie weiß. In so einem Fall müssen Sie damit rechnen, dass diese Tatsache auch in den Akten steht, die der Begutachtungsstelle übersandt werden. Der Gutachter weiß es dann ohnehin, jedes Verschweigen fällt auf Sie zurück. Wenn die Alkoholtherapie bislang amtlich nicht bekannt ist, liegt die – schwere – Entscheidung bei Ihnen. Der sicherste Weg ist natürlich der Weg der Wahrheit – der für Sie jedoch heißt: Warten bis zum Ablauf der Frist. Zum Verschweigen ist Ihnen eigentlich nur dann zu raten, wenn Sie bezüglich der inneren Verarbeitung Ihrer Alkoholproblematik so weit fortgeschritten sind, dass Sie, auch ohne Erwähnung der Therapie, auf den Gutachter einen ausreichend problembewussten Eindruck machen können.

Was die psychologischen Fragebögen betrifft, so gibt es wenig »taktische Varianten«. Dass Sie beim persönlichen und beruflichen Hintergrund die Wahrheit sagen sollen, versteht sich von selbst. Bei den Fragen nach Ihren Delikten haben Sie ebenfalls wenig Spielraum, Sie müssen auf jeden Fall damit rechnen, dass der Gutachter sehr gut vorinformiert ist. Jede falsche oder unvollständige Angabe, die als solche erkannt wird, schlägt eher gegen Sie zurück, als dass sie Ihnen Vorteile bringen könnte.

Die psychologischen Leistungstests

Nach alter Psychologen-Tradition wird jede Fahreignungsbegutachtung begleitet von psychologischen Leistungstests. Der diagnostische Wert solcher Tests für die Fahreignung ist innerhalb der Verkehrspsychologie umstritten, dennoch sind sie fester Bestandteil der Fahreignungsbegutachtung.

Leistungstest früher und heute

Früher haben psychologische Leistungstests so ausgesehen, dass man Ihnen ein Blatt Papier in die Hand gedrückt hat, und Sie dann – so schnell wie möglich, zugleich so sorgfältig wie möglich – verschiedene Aufgaben zu bearbeiten hatten. Im Hintergrund lauerte eine psychologisch-technische Assistentin mit der Stoppuhr, die irgendwann die Bearbeitungszeit für abgelaufen erklärte.

Diesem Testverfahren können Sie auch heute noch begegnen. In den meisten Begutachtungsstellen stehen jedoch Testcomputer. Das heißt, die Testassistentin setzt Sie vor einen Bildschirm; haben Sie Glück, dann erklärt Ihnen die Assistentin, was Sie zu tun haben, ansonsten verweist sie darauf, dass Ihnen der Computer alles weitere selber erklären wird. Sie bräuchten nur ein paar Knöpfe zu drücken oder mit einem Lichtgriffel sinnreich hantieren.

Lassen Sie sich die Tests erklären

Sie hat Recht damit, der Computer erklärt Ihnen wirklich alles. Nur ist es verständlicherweise nicht jedermanns Sache, sich von einem Computer etwas erklären zu lassen. Behagt Ihnen diese maschinelle Art der Testeinweisung nicht, dann bestehen Sie darauf, dass Ihnen die Tests persönlich erklärt werden.

Welche Art von Test(s) Sie vorgesetzt bekommen, ist kaum vorherzusehen. Auch hier sind die Bräuche innerhalb der einzelnen Untersuchungsstellen noch relativ unterschiedlich.

Am beliebtesten – weil am aussagekräftigsten für die im Verkehr nötigen Eigenschaften – sind Reaktions- und Konzentrationstests.

Reaktionstest und Konzentrationstest

Bei den Reaktionstests müssen Sie beispielsweise beim Aufleuchten verschiedenfarbiger Lämpchen auf entsprechend farbige Knöpfe drücken; bei den Konzentrationstest sind sehr einfache Aufgaben zu lösen, von denen aber in einer gewissen Zeit möglichst viele und möglichst fehlerfrei.

Manche Begutachtungsstellen setzen Ihnen auch so genannte Intelligenztests vor. Sie müssen dabei abstrakte Aufgaben lösen, bekommen Fragen zum Allgemeinwissen gestellt usw.; viel anfangen kann der Psychologe mit solchen Testergebnissen nicht, das Gutachten sieht damit aber ein bisschen »wissenschaftlicher« aus.

Wenn man Sie nicht ohnehin danach fragt, dann sollten Sie vor den Tests auf eine bei Ihnen bestehende Farbenblindheit, auf Schwerhörigkeit, auf eingeschränkt bewegungsfähige Gliedmaßen oder – wenn Sie Ausländer sind – auf mangelhafte Beherrschung der deutschen Sprache hinweisen.

Wenn Sie Rot und Grün nicht unterscheiden können, werden Sie sich schwer tun, auf das rote Lämpchen richtig zu reagieren; wenn Sie schlecht hören, können Sie nicht zeitgerecht auf Töne reagieren, mit einem Stützverband am Bein lassen sich Pedale unter Umständen schlecht bedienen. Und Fragen können Sie natürlich nur dann richtig (und schnell!) beantworten, wenn Sie nicht schon einen Großteil der Zeit brauchen, um die Tücken der deutschen Grammatik zu durchschauen.

Die Testanforderungen

Einige der Tests, die Ihnen im Rahmen einer MPU »zustoßen« können, sind sehr schwierig. Das heißt, Sie werden zwar die ersten Aufgaben eines solchen Tests ziemlich mühelos lösen können, bekommen dann jedoch Schwierigkeiten und stehen schließlich irgendwann ratlos vor den restlichen Aufgaben.

Keine Angst vor Schwierigkeiten

Lassen Sie sich durch die Schwierigkeit dieser Tests nicht ins Bockshorn jagen. Diese Schwierigkeit hat System, solche Tests müssen in manchen Teilbereichen so schwierig sein, damit man nicht nur die schlechten von den mittelmäßigen Probanden, sondern auch noch die guten von den sehr guten unterscheiden kann. Es kommt hinzu, dass für die Zwecke der Fahreignungsbegutachtung die Anforderungen an Sie relativ niedrig sind. Auch hier gibt es zwar wieder Unterschiede zwischen den einzelnen Begutachtungsstellen, in aller Regel reichen aber sogar unterdurchschnittliche Testergebnisse aus.

Im Übrigen ist es sehr selten, dass ein Fahreignungsgutachten alleine aufgrund unzureichender Testergebnisse negativ wird. In der Regel ist es so, dass man bei einem Probanden, der medizinisch und psychologisch die Anforderungen erfüllt, ein oder sogar zwei Augen zudrückt und dessen Testergebnisse für gerade noch ausreichend erklärt. Dieselben Messwerte führen bei einem medizinisch und/oder psychologisch »durchgefallenen« Probanden dazu, dass man ihn auch aufgrund schlechter Testergebnisse für ungeeignet erklärt.

Was tun bei negativem Test?

Wir wollen uns aber auch um den für Sie schlimmsten Fall nicht herumdrücken, den Fall nämlich, dass Ihre Testergebnisse auch bei großzügigster Auslegung nicht mehr als im Normbereich liegend betrachtet werden können; z. B., weil Sie ganz unglaublich angespannt oder nervös waren oder Ihre (Ehr-)Furcht vor diesem »verdammten« Test-Computer partout nicht ablegen konnten. Sollte also Ihr Gutachten wegen der Tests (und tatsächlich nur wegen der Tests) negativ werden, dann bleibt Ihnen als letzter Ausweg immer noch der Fahrtest.

So ein Fahrtest ist nichts anderes als eine Wiederholung der praktischen Führerscheinprüfung. Sie vereinbaren mit dem Prüfer einen Termin, bringen einen Fahrlehrer zu diesem Termin mit und lassen dann den Prüfer einsteigen. Wenn Sie dann eine Dreiviertelstunde lang keine gravierenden Fahrfehler machen, ist das schlechte Testergebnis kein Problem mehr für Sie.

Aber: Einen Fahrtest zu beantragen, ist für Sie nur dann sinnvoll, wenn die Fahreignungsbegutachtung ausschließlich wegen der schlechten Testergebnisse negativ ausfiel. In jedem anderen Fall ist der Fahrtest hinausgeworfenes Geld.

> Die Tests im Rahmen der Fahreignungsbegutachtung sind schwierig, die Anforderungen an Sie aber gering. Und wenn gar nichts mehr geht, bleibt immer noch der Fahrtest.

Die medizinische Untersuchung

Wie gründlich ist die Untersuchung?

Wenn Sie es gewöhnt sind, sich regelmäßig von Ihrem Hausarzt auf Herz und Nieren untersuchen zu lassen, so wird Ihnen die medizinische Untersuchung im Rahmen der Fahreignungsbegutachtung als sehr oberflächlich vorkommen.

Klar: Im medizinischen Teil der Untersuchung wird nicht systematisch nach irgendwelchen gesundheitlichen Mängeln gesucht, nicht mal nach fahreignungsrelevanten Mängeln; man hat keinen Verdacht in dieser Richtung, also sucht man nicht danach.
Aber: Sollte der Arzt im Rahmen seiner Untersuchung zufällig oder aufgrund Ihrer Angaben auf gesundheitliche Mängel oder Behinderungen stoßen, die für die Fahreignung von Bedeutung sind, so muss und wird er nachhaken.

Alkoholbedingte Veränderungen des Organsystems

Was den Arzt einer Begutachtungsstelle in jedem Fall interessiert, sind die gesundheitlichen Auswirkungen, die der Alkohol – und das meint immer: der Alkoholmissbrauch – bei Ihnen (eventuell) hinterlassen hat. Er sucht also nach alkoholbedingten Erkrankungen und Veränderungen des Organsystems, vor allem bei Leber, Magen und Haut.

Alkoholbedingte Organerkrankungen

Bloß ein paar Beispiele:

- Leber: Die Leber, Sie wissen es alle, ist das zentrale Organ für den Alkoholabbau, wird also auch vom Alkohol am meisten und ehesten geschädigt. Die häufigsten alkoholbedingten Erkrankungen der Leber sind die Fettleber, die Alkoholhepatitis (Leberentzündung) und die klassische Alkoholikerkrankheit, die Leberzirrhose (Leberschrumpfung).
- Magen: Bei chronischem Alkoholmissbrauch wird der Verdauungsapparat fast immer erheblich in Mitleidenschaft gezogen. Bauchspeicheldrüsen- und Magenschleimhautentzündungen sind dabei typische Erkrankungen.
- Haut: Hier sind die Veränderungen für den Arzt – der in einer Begutachtungsstelle für Fahreignung nur spärliche Diagnosemöglichkeiten hat – besonders leicht zu diagnostizieren. Blutgefäße der Haut sind bei Alkoholmissbrauch oft geweitet, im Gesicht findet man die so genannten Teleangiektasien, diese eigentümlich narbige Veränderung der Gesichts- und Halshaut. Die Wundheilung ist häufig stark verlangsamt und behindert, gelegentlich bilden sich auch bei an sich nur geringfügigen Verletzungen Geschwüre auf der Haut.

Am wenigsten interessant sind für den medizinischen MPU-Gutachter dabei natürlich jene Hinweise, die früheren Alkoholmissbrauch belegen. Früherer Alkoholmissbrauch versteht sich bei einem Zwei-Promille-Fahrer sowieso und ganz von selbst. Wir kommen im nächsten Kapitel auf diesen problematischen Komplex noch ausführlich darauf zurück.

Besonders interessant: der aktuelle Alkoholmissbrauch

Worauf der Arzt bei der MPU vor allem achtet – und auf diesen Punkt achtet er nun wirklich ganz genau –, sind medizinische Anzeichen, die auf aktuellen Alkoholmissbrauch schließen lassen.
Damit die verwendeten Begriffe wirklich klar sind: Wenn wir in diesem Ratgeber von Alkoholmissbrauch sprechen, dann ist immer und ausschließlich der Missbrauch im engeren Sinne gemeint, nicht der normale Konsum und nicht das Bisschen-Mehr-Trinken. Von einem Bier zum Essen, von einem Schwips dann und wann werden Ihre Leberwerte – wenn Sie ansonsten leidlich gesund sind – kaum erhöht sein. Dazu muss es mehr an Alkoholkonsum sein.

Es gibt organische Veränderungen, die eindeutig oder doch mit hoher Wahrscheinlichkeit auf früheren oder aktuellen Alkoholmissbrauch schließen lassen. Es gibt andererseits Krankheiten oder Medikamente, welche die Leber schädigen, ohne dass Alkohol im Spiel ist. Fragen der Gutachter nach diesen Erkrankungen oder Medikamenten sind nicht belangloses Rahmenwerk, sondern Bestandteil der anlassbezogenen Diagnostik. Verschweigen Sie in diesem Punkte nichts.

Die Leberwerte

Anzeichen für aktuellen Alkoholmissbrauch

Von ganz besonderer Bedeutung für den MPU-Arzt sind die so genannten Leberwerte, weil man mit ihrer Hilfe am zuverlässigsten Informationen über einen möglichen aktuellen Alkoholmissbrauch bekommen kann. Es ist alles relativ; »am zuverlässigsten« heißt nicht »zuverlässig« im Sinne von »hieb- und stichfest und dies dann auch noch unter allen denkbaren Bedingungen«.
Die Leberwerte sind – alles in allem – mit großer Vorsicht zu betrachten. Sie führen manchmal in die Irre – in die eine oder andere Richtung. Der erfahrene MPU-Gutachter weiß das.

Die Blutprobenanalyse

Halten wir uns nicht lange mit medizinischen und biochemischen Details auf. Entweder wird Sie der Arzt bei der MPU selbst zur Ader lassen, oder er wird von Ihnen ein so genanntes Leberattest vom Hausarzt verlangen.

Anhand der Blutprobe werden einige besonders alkoholempfindliche Leberparameter bestimmt. Das sind: die Gamma-Glutamyltranspeptidase (Gamma-GT oder noch kürzer: GGT), die Transaminasen (SGOT und SGPT oder GOT und GPT) sowie das mittlere Zell-Volumen (middle cell volume: MCV). Diese vier Parameter spielen eine wichtige Rolle bei der möglichen Entscheidung für einen Führerscheinentzug.

Unterschiedliche Normbereiche bei Männern und Frauen

Die Leberwerte sollten im Idealfall allesamt innerhalb des medizinischen Normbereiches liegen. Dieser Normbereich ist für Männer und Frauen unterschiedlich (weil der Durchschnittsmann, mit Verlaub gesagt, mehr »schluckt« als die Durchschnittsfrau).

Gentlemen first, sie sind bei weitem die zahlreicheren unter den Betroffenen:

GGT Normwert bis 28	GOT Normwert bis 18
GPT Normwert bis 24	MCV Normwert 83 bis 93

Für die Damen sehen die Werte so aus:

GGT Normwert bis 18	GOT Normwert bis 15
GPT Normwert bis 22	MCV Normwert 83 bis 93

Was besagen die Normwerte?

Die Maßeinheit stellt jeweils eine Verhältniszahl dar, deren genaue Bezeichnung und Ableitung wir für unsere Zwecke nicht benötigen. Wichtig für uns ist, dass diese vier Leberparameter mehr oder weniger alkoholempfindlich sind, also bei chronischem bzw. akutem Alkoholmissbrauch oftmals mehr oder minder deutlich über den Normbereich hinaus ansteigen.

Die Gamma-GT zeigt sich dabei am empfindlichsten, sie schnellt bei erhöhtem Alkoholkonsum rasch nach oben, sinkt bei plötzlicher Abstinenz aber auch schnell wieder in einen unverdächtigen Bereich ab – unter der Voraussetzung, dass die Leber noch einigermaßen gesund ist.

GPT und GOT sind etwas träger, sie brauchen einerseits längeren Alkoholmissbrauch, um in den pathologischen Bereich zu klettern, bleiben dann aber auch – trotz konsequenter Abstinenz – relativ lange erhöht. Für das MCV gilt das in besonderem Maße.

> Liegen alle Ihre Messwerte im Normbereich, dann sind Sie vorerst fein heraus. Auf diesem – vor allem für den psychologischen Gutachter so bequemen – Weg kann man Sie also bei der MPU nicht ablehnen.

»Leberwert-Pflege« vor der MPU

Nicht alkoholbedingte Erhöhung der Leberwerte

Sind die Leberwerte erhöht? Man muss es mit aller Deutlichkeit sagen: Wenn zum Zeitpunkt der MPU Ihre Leberwerte erhöht sind und Sie dafür keine unverfängliche, d. h. nicht alkoholbedingte Erklärung Ihres Arztes bringen können, brauchen Sie zur MPU gar nicht erst anzutreten. Sie schmeißen in einem solchen Fall Ihr Geld zum Fenster hinaus. Eine »unverfängliche« Erklärung für eine Erhöhung der Leberwerte kann z. B. eine früher durchgemachte Gelbsucht sein. Und selbst eine alkoholbedingte Erhöhung kann Sie rausreißen; dann nämlich, wenn eindeutig früherer Alkoholmissbrauch für die Erhöhung der Leberwerte verantwortlich ist; wenn Ihnen der Hausarzt bescheinigen kann, dass die Erhöhung der Leberwerte irreversibel ist, die Werte also auch durch noch so langes und konsequentes Abstinentleben nicht mehr in den Normalbereich absinken.

Wenn erhöhte Leberwerte bei der MPU solche Folgen nach sich ziehen, so heißt das natürlich: Sie sollten in jedem Fall *vor* der MPU wissen (wirklich *wissen* und nicht nur darauf vertrauen), dass Ihre Leberwerte in Ordnung sind. Dies wiederum bedeutet, dass Sie die Leberwerte nicht erst vom MPU-Arzt bestimmen lassen, sondern sie bereits in Form des erwähnten Leberattestes von zu Hause mitbringen sollten.

Früher war es die Regel, dass die Klienten schon in der Einladung gebeten wurden, sie möchten doch zur Untersuchung die Leberwerte mitbringen. Das war angenehm für den Gutachter: Wenn die Werte erhöht waren bzw. so gar nicht mit den Angaben des Probanden übereinstimmten (eine Gamma-GT von 25 μ/l z. B. ist zwar im Normbereich, passt jedoch nicht zu einer halbjährigen Abstinenz), so konnte der Gutachter nachhaken und versuchen, die Widersprüche aufzuklären. Diesen Hinweis gibt es jetzt in der Einladung nicht mehr.

Die Blutprobe ist ein Muss!

Jetzt ist es die Regel, dass Ihnen der MPU-Arzt in jedem Fall eine Blutprobe abnimmt, auch dann, wenn das mitgebrachte Attest nicht älter als einige Tage ist. Die Kosten für die Blutprobe sind bereits in der Untersuchungsgebühr enthalten, sodass es Ihnen also relativ egal sein kann.

Was machen Sie, wenn Sie in puncto Leberwerten ganz sicher gehen, jede Überraschung vermeiden wollen?

Sie lassen Ihre Leberwerte erstmalig bereits etliche Wochen oder gar Monate vor der MPU bestimmen. Sind die Werte gut, so bleiben sie auch bis zum Termin gut, vorausgesetzt natürlich, Sie behalten einen disziplinierten Umgang mit Alkohol bei. Sind die Werte nicht gut – und zwar wegen Alkohol nicht gut – dann wird es höchste Zeit für Sie, Ihr Verhältnis zum Alkohol zu überdenken. Oder direkt formuliert: Dann trinken Sie zu viel und sollten aufhören damit! In diesem Fall lassen Sie die Leberwerte immer wieder kontrollieren, im Abstand von jeweils einigen Wochen. Sie werden wahrscheinlich merken, wie die Werte absinken. In erster Linie natürlich die Gamma-GT, während Sie bei erhöhten Transaminasen (GOT und GPT) vermutlich länger warten müssen. Gehen Sie auf keinen Fall zur MPU, solange die Leberwerte noch irgendwie zweifelhaft sind. Sagen Sie lieber – mit einer plausibel klingenden Ausrede – einen Termin ab und lassen sich dafür einen späteren geben.

Regelmäßige Kontrolle der Leberwerte

Sagen Sie den Termin aber nicht zu kurzfristig ab, sonst kann es passieren, dass Sie die Untersuchungsgebühr bezahlen müssen, weil kein Ersatz für Sie gefunden wurde (lesen Sie Ihre Einladung durch; irgendwo im Text ist ein entsprechender Hinweis versteckt). Allzu wahrscheinlich ist es nicht, dass eine solche Gebühr in Rechnung gestellt wird; die Termine sind so begehrt, dass meist sehr leicht jemand dazwischengeschoben werden kann; aber es kann passieren, wenn Sie allzu lange mit Ihrer Absage zögern.

Terminabsage nicht zu knapp

Ihre relevanten Leberwerte – Gamma-GT, GOT, GPT sowie MCV – sollten zum Zeitpunkt der Begutachtung allesamt innerhalb des medizinischen Normbereiches liegen. Ist dies nicht der Fall, und haben Sie dafür auch keine nicht alkoholbedingte Erklärung Ihres Arztes, so ist der Erfolg Ihrer MPU sehr infrage gestellt.
Deshalb sollten Sie unbedingt *vor* der MPU wissen, dass Ihre Leberwerte in Ordnung sind. Aus diesem Grund lassen Sie die Leberwerte Wochen vor dem MPU-Termin vom Hausarzt bestimmen.

Für die MPU »kritische« Leberwerte

Das eben Gesagte provoziert die Frage: »Wie kann ich als Laie überhaupt erkennen, ob meine Leberwerte zweifelhaft sind?« Denn so einfach ist es natürlich nicht, dass man sagen könnte: Gamma-GT unter 28 heißt »alles okay«, Gamma-GT ab 29 heißt »durchgefallen, nichts geht mehr«. Im Zweifelsfall ist es für den Gutachter sehr wichtig, in welchem Maß die Leberwerte erhöht sind, wie sich die einzelnen Parameter zueinander verhalten. Daraus lässt sich einiges ablesen. Also: Fragen Sie Ihren Hausarzt, wie Ihre Leberwerte einzuschätzen sind. Aber: Fragen Sie ihn nicht, ob er meint, Ihre Leber wäre gesund.

Die Werte liegen über der Norm

Wer die falschen Fragen stellt, bekommt selten richtige Antworten. Leicht über dem Normbereich liegende Leberwerte sind für einen behandelnden Arzt normalerweise kein Grund, die Stirn in Falten zu legen. Er würde Ihnen in so einem Fall vielleicht auf die Schulter klopfen und meinen, Sie sollten mit dem Bier/Wein/Schnaps ein bisschen kürzer treten. An ärztliche Behandlung wird er bei dieser Höhe der Werte meist noch nicht denken. Die medizinisch richtige Antwort Ihres Arztes, dass Ihre Leberwerte nicht sonderlich bedenklich seien, ist allerdings für Ihre Zwecke, die MPU-Vorbereitung, ganz schlicht falsch.

Die beiden MPU-Gutachter sehen die Leberwerte unter einem anderen Blickwinkel als ein behandelnder Arzt. Sie wollen mithilfe der Messwerte Rückschlüsse ziehen auf Ihren derzeitigen Alkoholkonsum; ihre Beurteilungskriterien sind viel pingeliger als jene Ihres Hausarztes.

Den Hausarzt vor der MPU konsultieren

Wenn Sie von Ihrem Arzt die richtigen Antworten wollen, dann ziehen Sie ihn ins Vertrauen, erklären Sie ihm ohne Wenn und Aber, wofür Sie die Leberwerte brauchen (er wird es sich ohnehin schon gedacht haben). Fragen Sie rückhaltlos, ob er, der Fachmann, aufgrund dieser Werte vermuten würde, dass Sie verstärkt Alkohol trinken. Wenn Ihr Arzt dann zu einer »Na-ja«-Antwort ansetzt, wissen Sie, dass etwas nicht stimmt.

> Sprechen Sie mit Ihrem Hausarzt über die Leberwerte und ganz allgemein über Ihren medizinischen Befund in puncto Alkohol. Informieren Sie ihn rundheraus über den Zweck Ihrer Fragen. Nur so bekommen Sie von ihm die richtigen, d. h. zweckentsprechenden Antworten.

Die »normalen Leberwerte«

Erhöhte Leberwerte sind – hatten wir gehört – der direkte Weg zu einem negativen MPU-Gutachten. Sie sind es mit umso höherer Wahrscheinlichkeit, je höher sie ausfallen. Wenn demnach die Leberwerte für die MPU-Gutachter so wichtig sind, müsste der

Umkehrschluss nahe liegen: Liegen meine Leberwerte im Normbereich, dann ist alles für mich gelaufen, dann ist das positive Gutachten nur noch eine Formsache.

Normale Werte – positives Gutachten?

Eine ebenso nahe liegende wie falsche Überlegung. Dass sie falsch ist, gibt vielen Psychologen Arbeit und Brot: Könnte man nämlich das Verhältnis eines Menschen zum Alkohol eindeutig an den Leberwerten festmachen, dann brauchte man keine MPU, eine MU (medizinische Untersuchung) wäre unter dieser Voraussetzung vollauf ausreichend. Durch lange Erfahrung weiß man, dass erhöhte Leberwerte – genauer: bestimmte Verhältnisse der Leberwerte zueinander – mit hoher Wahrscheinlichkeit auf Alkoholmissbrauch hindeuten.

Andererseits gibt es einen beträchtlichen Prozentsatz von Trinkern, sogar Alkoholikern, die trotz enormen Alkoholkonsums über einen langen Zeitraum hinweg absolut normale und unauffällige Leberwerte haben. So sehr erhöhte Werte Sie belasten, so wenig werden Sie durch normale Leberwerte entlastet. Normale Leberwerte schließen derzeitigen Alkoholmissbrauch nicht aus.

Haben Sie früher schon mal Leberwerte bestimmen lassen, als Sie noch mehr getrunken haben, und sind die Werte damals erhöht gewesen? Wenn es so ist, dann haben Sie einen weiteren, wichtigen Pluspunkt gesammelt. Sie können dann zur MPU neben den neuen, guten Werten Ihre alten, schlechten Werte mitbringen. Für den Arzt und den Psychologen ist eine solche Kombination von Messwerten in zeitlicher Abfolge durchaus aussagekräftig. Ihre Geschichte von der seit vielen, vielen Monaten durchgehaltenen Abstinenz bzw. Mäßigung würde dadurch sehr vorteilhaft bekräftigt. Optimal ist es, wenn Sie eine ganze Messwertreihe – mit Einzelmessungen im Abstand von ca. zwei Monaten – mitbringen, aus der hervorgeht, wie Ihre Leberwerte im Laufe der Zeit immer weiter gefallen sind.

Aber Vorsicht! Achten Sie auf »Ausreißer« in der Reihe. Wenn Ihre Werte zwischendurch – z. B. im Karneval – deutlich nach oben steigen, dann sollten Sie diese Werte lieber rausnehmen.

Frühere und heutige Leberwerte

Der obige Tipp – die mehrfache Messung zu verschiedenen Zeitpunkten – nützt Ihnen nichts? Sie hätten diese Werte früher nicht bestimmen lassen, und jetzt sei es zu spät?

Was halten Sie von folgender Behelfslösung: Irgendwann im Verlauf des Gesprächs beim Arzt oder beim Psychologen (hier würde es besser in den Gesprächsverlauf hineinpassen) lassen Sie die

Bemerkung fallen, dass früher, vor X Monaten – möglichst ungefähr in der Zeit, in die Ihre Trunkenheitsfahrt fällt – Ihre Leberwerte erhöht gewesen seien. Auf die Frage, wie hoch denn die Werte gewesen seien, sollten Sie dann allerdings nicht zu präzise antworten; also nicht: »Damals hatte ich eine Gamma-GT von 63«, sondern: »Die Gamma-GT (oder: der Leberwert) war damals irgendwo um 60 rum«. Genauigkeit ist dann schlecht, wenn Genauigkeit in medizinischen Fachfragen nicht zu Ihrem sonstigen Bild passt und deshalb misstrauisch macht.
Ein medizinischer Laie, der keine Aufzeichnungen mehr zur Hand hat, kann sich solche für ihn wenig verständlichen Messwerte kaum genau merken, er wird in aller Regel nur ihre ungefähre Höhe behalten.

Bessere Leberwerte sind nicht alles

Seien Sie jedoch vorsichtig: Selbst wenn Ihre niedrigen – nachweislich im letzten Jahr gesunkenen – Leberwerte eindeutig beweisen, dass Sie jetzt abstinent oder zumindest sehr mäßig leben, und das seit geraumer Zeit schon, reicht das alleine nicht aus. Aber davon handelt das nächste Kapitel.

> Erhöhte Leberwerte sind mit hoher Wahrscheinlichkeit ein Hinweis auf Alkoholmissbrauch. Normale Leberwerte hingegen schließen aktuellen Alkoholmissbrauch keineswegs aus. Aussagekräftiger als einmal bestimmte Werte sind Messreihen mit fallender Tendenz.

Die Bedeutung der psychologischen Untersuchung

Gute Leberwerte: Vorbedingung für die Anmeldung zur MPU

Erhöhte Leberwerte sind in der MPU-Praxis relativ selten. Nur der bei weitem kleinere Teil aller negativen Gutachten kann sich – unter anderem – darauf stützen. Das liegt natürlich daran, dass die meisten Probanden auch ohne diesen Ratgeber so ungefähr wissen, dass normale Leberwerte bei einer MPU von Bedeutung sind – sowas spricht sich schnell herum – und sich deshalb erst dann zur MPU anmelden, wenn medizinisch bei ihnen alles in Ordnung ist. Schlechte Testergebnisse – das hatten wir ebenfalls gehört – sind noch viel seltener der alleinige Grund für ein negatives MPU-Gutachten.

> Wir können zusammenfassend sagen: Solange der medizinische Befund eines Führerscheinbewerbers – durch kein ärztliches Attest widerlegt – auffällig ist, also auf aktuellen Alkoholmissbrauch hindeutet, ist es wenig ratsam für ihn, überhaupt bei der Begutachtungsstelle zu erscheinen. Seine Erfolgsaussichten sind zu gering, um darauf mehrere Hundert Mark zu setzen. Das gleiche gilt, wenn der Führerscheinbewerber so alkoholgeschädigt ist, dass er weder die psychologischen Leistungstests noch den praktischen Fahrtest bestehen kann. Wer also in den Teilbereichen Test oder Medizin »durchfällt«, der ist im Ganzen »durchgefallen«.

Dass aber die wenigsten Probanden in diesen beiden Teilbereichen auffallen, zeigt andererseits, dass Leistungstests und Medizin relativ grobe Raster sind. Daraus können wir den Schluss ziehen: Gute Tests und unauffälliger Gesundheitszustand besagen für sich genommen eigentlich fast gar nichts. Wichtig ist immer die Gesamtbewertung der Ergebnisse.

Was ist eine Gesamtbewertung?

Der Begriff »Gesamtbewertung« legt folgende Überlegung nahe: Drei Teile hat die MPU, zwei davon habe ich bestanden, es steht also auch im ungünstigsten Fall immer noch 2:1 für mich. Da ein solcher Schluss sehr nahe liegt, wird er oft gezogen, selbst viele Rechtsanwälte bringen diese Argumentation immer wieder ins Spiel – und werden immer wieder enttäuscht. Die 2:1-Kalkulation ist jedoch – man kann es nicht oft und deutlich genug sagen – leider nichts weiter als eine Milchmädchenrechnung.

Tests, medizinische Untersuchung und psychologisches Gespräch sind nämlich alles andere als gleichberechtigte Bestandteile der Fahreignungsbegutachtung. Vielmehr bildet die psychologische Untersuchung ganz eindeutig den Schwerpunkt. Hier vor allem müssen Sie einen guten Eindruck hinterlassen. Ist der Psychologe der Meinung, man könne die Eignungszweifel der Verwaltungsbehörde nicht ausräumen, dann nützen Ihnen die guten Ergebnisse der anderen MPU-Teile gar nichts.

> Bei der medizinisch-psychologischen Untersuchung ist die Psychologie zwar nicht alles, aber ohne die Psychologie ist alles nichts. Auf die Vorbereitung des Gesprächs mit dem Psychologen sollten Sie mindestens so viel Sorgfalt und Mühe verwenden wie auf die »Pflege Ihrer Leberwerte«.

Verteidigungsstrategien bei der Untersuchung

Das Urteil des Psychologen ist für Sie von ganz entscheidender Bedeutung, bei ihm müssen Sie einen guten Eindruck hinterlassen. Leichter gesagt als getan, wenn Sie sich vor Augen führen, wie viele Ihrer Bekannten, die allesamt anständige Kerle sind, schon bei einer MPU »durchgefallen« sind. Was also tun?

Alltägliche Argumentationen (ohne Erfolgsaussichten)

Machen wir ein kleines Gedanken-Experiment: Stellen Sie sich vor, Sie würden Ihr Problem mit der bevorstehenden MPU einem in dieser Hinsicht völlig unbefangenen, »naiven« Bekannten ausführlich darlegen und ihn anschließend bitten, er möchte sich doch einige gute Verteidigungsstrategien für Sie einfallen lassen. Welche Ratschläge würde er Ihnen geben?

Ich weiß natürlich nicht, was speziell Ihr Bekannter antworten würde (oder tatsächlich geantwortet hat). Nach meinen Erfahrungen – und nach den Hinweisen vieler Gutachterkollegen – laufen die Antworten auf solche Fragen in aller Regel auf die vor Gericht und Polizei bewährte »Grundweisheit« hinaus:

- Sei sparsam mit Informationen.
- Leugne, so gut du kannst.
- Gib nur das zu, was sie dir nachweisen können.

Aus dieser allgemeinen Grundregel lassen sich – auf die spezielle Situation einer MPU bezogen – einige sehr nahe liegende Verteidigungsstrategien ableiten:

- Ich bin normalerweise ein sehr mäßiger Alkoholtrinker.
- Die Trinkmenge vor meiner Trunkenheitsfahrt war eine absolute Ausnahme, ein Ausrutscher, der mir sehr, sehr leid tut, den ich selbst nicht verstehen kann.

Oder auch:

- Früher habe ich, wie gesagt, nicht viel getrunken, die Trunkenheitsfahrt war ein bedauerlicher, unerklärlicher Ausrutscher, jetzt trinke ich genauso wenig wie vorher. Da alles nur ein Ausrutscher war, war eine grundlegende Verhaltensänderung in Hinsicht auf Alkohol allgemein bei mir nicht nötig.

... mit der beliebten Variante:

- Auch unmittelbar vor meiner Trunkenheitsfahrt habe ich nicht sonderlich viel getrunken. Die hohen BAK-Werte kann ich mir nicht erklären.

… möglicherweise ergänzt durch:

- Man muss mir Schnaps ins Bier geschüttet haben.

Oder:

- Früher habe ich schon recht wenig getrunken, seit dem Führerscheinentzug trinke ich aber gar nichts mehr. Mir reicht's. Kein Tropfen Alkohol kommt mir jemals über meine Lippen.

Manche gehen die Sache auch etwas differenzierter an:

- Früher, da haben Sie Recht, früher habe ich ziemlich viel getrunken. Zumindest gelegentlich, wenn die Feste lang wurden. Seit mir das mit dem Führerscheinentzug passiert ist, trinke ich jedoch nur noch ganz wenig bzw. überhaupt nichts mehr.

Auf jeden Fall wird behauptet:

- Das Aufhören, der plötzliche Verzicht auf jeglichen Alkohol ist mir ganz leicht gefallen, ich hatte keinerlei Probleme damit – wie sie etwa ein Alkoholiker haben müsste.

Ungeeignete Verteidigungsstrategien

Wenn man das schön glaubhaft und mit treuen Augen erzählen kann, dann müsste das eigentlich für ein positives Gutachten reichen. Oder? Es reicht nicht. Ganz im Gegenteil. Der sicherste Weg zu einem negativen Gutachten führt über folgende Verteidigungsstrategien:

> Ich habe eigentlich niemals in meinem Leben viel Alkohol getrunken.
> Die Trunkenheitsfahrt war ein unerklärlicher Ausrutscher.
> So wie ich früher wenig getrunken habe, so trinke ich auch jetzt kaum etwas.
> Früher habe ich wenig getrunken, jetzt trinke ich gar nichts mehr.
> Früher habe ich zwar viel getrunken, jetzt trinke ich (fast) nichts mehr. Der plötzliche Verzicht auf Alkohol ist mir ganz leicht gefallen.

Die große Frage lautet jetzt: Warum? Warum führt Sie der »gesunde Menschenverstand«, der in den obigen Ausführungen nur gute Argumente sehen kann, so krass in die Irre? Um diese Frage zu beantworten, müssen wir weit ausholen.

Das psychologische Untersuchungsgespräch

Das Gespräch mit dem Psychologen ist – Sie werden sich so etwas schon gedacht haben – anders als eine normale Unterhaltung. Es ist kein dem Zufall überlassener, spontan sich entwickelnder Dialog zwischen zwei Personen. Mit dem psychologischen Untersuchungsgespräch verfolgt man eine bestimmte Absicht, es ist zielgerichtet und verläuft daher nach bestimmten Regeln.

Die Regeln beim Gespräch

Diese Regeln sind nicht ganz so strikt und formell wie beispielsweise die einer Gerichtsverhandlung. Ein psychologisches Untersuchungsgespräch ist auch kein Frage- und Antwortspiel, bei dem der Psychologe eine Liste von Fragen abhakt. Ein solches Gespräch ist vielmehr ein dynamischer Prozess, ein sich entwickelnder und von Fall zu Fall anders verlaufender Vorgang. Dieser Vorgang ist beeinflussbar, auch von Ihnen. Von Ihren Antworten hängt es ganz entscheidend ab, in welche Richtung das Gespräch läuft, welche Themen auf welche Art und Weise angesprochen werden.

Führen Sie sich eines ganz deutlich vor Augen: Das Untersuchungsgespräch beginnt – wenn man es genau nimmt – nicht erst dann, wenn Sie der Psychologe zu sich in sein Zimmer bittet.

Noch während Sie im Warteraum die Fragebögen ausfüllen oder am Testgerät arbeiten, hat sich der psychologische Gutachter Ihre Akte geholt und sie aufmerksam studiert. Die wichtigsten Daten aus der Akte hat er sich auf einem Blatt Papier notiert. In dem Moment, in dem Sie bei ihm eintreten, weiß er bereits eine ganze Menge über Sie. Und: Er wird Sie mit diesem Wissen in der nächsten (halben) Stunde konfrontieren. Dass er die Informationen über Sie kurze Zeit, nachdem Sie sich zum Abschied die Hände geschüttelt haben, wieder vergessen hat, steht auf einem anderen Blatt – sein Gedächtnis braucht Platz für den nächsten Fall.

> Der Psychologe geht sehr gut vorbereitet in das Untersuchungsgespräch. Tun Sie das auch.

Der Psychologe macht sich Aufzeichnungen

Wundern Sie sich im Übrigen nicht, wenn sich der Psychologe während des Gesprächs mit Ihnen Aufzeichnungen macht. Dieses Mitschreiben stört die Gesprächsatmosphäre, der »Hauch von Verhör« kann sich niemals ganz aus dem Untersuchungszimmer verziehen. Auch dem Psychologen ist das ständige Mitschreiben lästig, aber er braucht eine zuverlässige und ausführliche Gedächtnisstütze. Zum einen natürlich für das unvermeidliche Gutachten, aber auch dann, wenn nach Absendung des Gutachtens Nachfragen oder Einwände hierzu kommen – von Ihnen oder Ihrem Rechtsanwalt. Dann muss der Psychologe noch nachvollziehen können, was damals im Untersuchungsgespräch gesprochen wurde.

Exkurs: Der ADAC und der Laptop

Das Arbeitsgerät der Psychologen

In diesen Zeiten der elektronischen Textverarbeitung kann es Ihnen passieren, dass während des Untersuchungsgesprächs zwischen Ihnen und dem Psychologen ein aufgeklappter Laptop liegt, einer dieser tragbaren Computer im Format einer kleinen Aktenmappe. Während des Gesprächs hackt der Psychologe mehr oder weniger virtuos auf die Tastatur seines Laptops ein, schreibt seine Fragen und Ihre Antworten nieder.

Die Nervosität, die sich durch den Anblick des mitschreibenden Gegenübers in ein solches Gespräch einschleicht (und die fairerweise auch nie ganz verschwinden sollte, denn es *ist* kein freundlicher Kaffeeplausch), ist jetzt auf die Spitze getrieben. Wo ich sonst als Klient im Verlaufe des Gesprächs das Mitschreiben stellenweise fast ignorieren konnte, weil es im allgemeinen Gestenspiel des Psychologen unterging, bekomme ich nun durch die ständig klappernde Computertastatur im wahrsten Sinne des Wortes den aus Krimis bekannten Satz eingehämmert: »Alles, was Sie hier sagen, kann später gegen Sie verwendet werden!«

Laptop-Protokolle – ein Hemmnis für vertrauensvolle Gespräche?

Im Untersuchungsgespräch einer MPU sitzt dem Psychologen, der in diesem Moment eine erhebliche Macht über seinen Gesprächspartner hat, ein teils verängstigter, teils aggressiv misstrauischer Klient gegenüber. Dieser Klient hat aber – kurioserweise – nur dann eine Chance, sein Ziel, ein positives Gutachten, zu erreichen, wenn er sich vom Psychologen trotz der einschüchternden Ausgangslage zu einem – wenigstens einigermaßen – offenen und vertrauensvollen Gespräch »verleiten« lässt.

Wer auch nur ein wenig von bewusster, kontrollierter Gesprächsführung versteht, weiß, dass es geradezu wahnwitzig ist, eine solch heikle und labile Gesprächssituation zusätzlich noch mit dieser klappernden Barriere zwischen den beiden Gesprächspartnern zu belasten. Bei den Untersuchungsstellen weiß man das natürlich auch, duldet aber bzw. fördert sogar das direkte Mitprotokollieren per Computer.

Früher war es Philosophie des TÜV, ausführliche Gespräche zu führen, sich bei den Gutachten dagegen mit knappen Charakteristiken zu begnügen. Das hatte niemand weiter gestört, so lange – bis weit in die Achtzigerjahre hinein – die Gutachten zum überwiegenden Teil positiv ausfielen. Als dann, vor allem wegen der enorm hohen Rückfallquoten bei den positiv Begutachteten, die Untersuchungskriterien schärfer und die positiven Gutachten seltener wurden, begannen Anwälte, ADAC und andere Interessenvertreter der betroffenen Kraftfahrer, die hohen Durchfallquoten zu kritisieren. Was sie wollten (und wollen), waren (und sind) positive Gutachten: »Lasst die Leute halt wieder fahren!«

Die Forderung: Ausführlichkeit

Was sie jedoch sagten (denn sie wollten ja »seriös« argumentieren) war: »Eure Kurzgutachten mit den vielen pauschalen Textbausteinen sind zu wenig nachvollziehbar. Schreibt bessere, d. h. längere Gutachten!«

Die Untersuchungsstellen reagierten auf den wachsenden Druck und bewerkstelligten in der Folgezeit mit sehr viel Aufwand eine Verbesserung, sprich: Verlängerung der Gutachten. Die Gutachten wurden deshalb nicht teurer, die Psychologen (es sind in der überwiegenden Mehrzahl freiberufliche Mitarbeiter, die pro Untersuchung bezahlt werden) bekommen für aufwändige Gutachten auch nicht mehr Geld als früher für die Kurzgutachten. Das heißt, sie müssen jetzt notgedrungen an anderer Stelle mit ihrer Arbeitszeit haushalten. Das Resultat sind die Laptop-Gespräche, in deren Verlauf tatsächlich schon die Kernaussagen geschrieben werden. Die Gutachten machen jetzt zwar optisch sehr viel mehr her als früher, die Datenbasis, die ihnen zugrunde liegt, ist aber erheblich unzuverlässiger geworden.

Das Resultat: Gutachten auf schwacher Datenbasis

Die eigentlich in Ihrem Interesse als Betroffener geführten Attacken von ADAC & Co. haben aber noch andere, weitaus fatalere Konsequenzen für Sie. Positive Gutachten durften früher kürzer sein, denn jeder der Beteiligten war mit ihnen zufrieden. Mit der Folge, dass ein im Zweifelsfall das Für und Wider abwägender Psychologe immer wieder in Versuchung kam, mit einem positiven »Gnadengutachten« sich und dem Klienten eine Freude zu machen. Zum anderen war jenes Gutachten, das Sie in jedem Fall abgeben müssen, erfreulich inhaltsleer; es verriet der Behörde also wenig über die dunkleren Flecken Ihrer Lebensgeschichte.

Jetzt sind besonders schlaue Behördenleiter darauf gekommen, dass die positiven Gutachten *besonders* umfangreich sein müssen, weil sie ja begründete Eignungszweifel *widerlegen,* also gegen die statistische Erwartung argumentieren. Sie als Führerscheinbewerber sind damit wieder ein Stück »gläserner« geworden und kein MPU-Psychologe kommt mehr in Versuchung, sich durch ein positives Gutachten die Arbeit ein wenig kürzer und damit angenehmer zu machen.

Die Zahl der positiven Gutachten ist rückläufig

Die Positivquoten der Gutachten sind im Übrigen seither eher noch ein Stück weiter gefallen. Klar: Wenn ich als Gutachter viel schreiben muss, muss ich mir viel Gedanken machen und wenn ich mir viel Gedanken machen muss, fallen mir viele Sachen ein, die doch eher bedenklich sind ...

Die dem Psychologen vorliegenden Dokumente

Unter all den Zetteln, die Sie bei der Führerscheinstelle irgendwann zur Unterschrift vorgelegt bekamen, war auch ein Vermerk, auf dem Sie sich damit einverstanden erklärten, dass die Verwaltungsbehörde die für eine Begutachtung nötigen Unterlagen an die von Ihnen ausgewählte Begutachtungsstelle für Fahreignung schickt.

Tiefschürfende Gedanken darüber, was Sie alles im Laufe eines Lebens unterschreiben, ohne eigentlich zu wissen was, brauchen Sie sich in diesem Fall nicht zu machen. Sie wissen ja: Die MPU ist, formal gesehen, freiwillig. Sie müssen die Initiative ergreifen. Sie wissen aber auch: Wenn Sie sich weigern, irgendwas von dem zu tun, was die Verwaltungsbehörde für nötig hält, bekommen Sie Ihren Führerschein niemals wieder.

Unterlagen für die Begutachtungsstelle

Wie umfangreich die an die Begutachtungsstelle versandten Unterlagen sind, hängt nicht alleine davon ab, wie viel Sie bereits »auf dem Kerbholz« haben. Eine weitere wichtige Rolle spielt hier die verwaltungstechnische »Linie« der jeweiligen Behörde (sprich des Behördenchefs).

Es gibt Führerscheinstellen, die verschicken grundsätzlich die gesamte Führerscheinakte im Original an die Begutachtungsstelle. Andere wiederum versenden Auszüge, mehr oder weniger vollständig, mehr oder weniger weit zurückreichend, zum Teil im Original, zum Teil fotokopiert.

Die vollständige Führerscheinakte enthält eine Menge für Sie und den Gutachter uninteressantes Material: z. B. den Antrag auf Erteilung der Fahrerlaubnis für die Klasse 4 (Moped), den Sie vor vielleicht 20 oder 25 Jahren gestellt haben, samt dem damaligen Prüfungsprotokoll, irgendwelche Zahlungsforderungen oder -bestätigungen etc.

Diese Dinge können wir getrost außer Acht lassen, der Psychologe wird ihnen kein Interesse schenken.

An für den Psychologen interessantem Material sind enthalten: ein so genannter KBA-Auszug, das ist ein Auszug aus dem Register des Kraftfahrtbundesamtes in Flensburg (der »Verkehrssünderkartei« also) und ein Auszug aus dem Bundeszentralregister in Berlin (dem »Führungszeugnis«), kurz auch BZR-Auszug genannt.

Was enthält die Führerscheinakte?

Diese beiden Informationen sind das absolute Minimum, das Muss für jede Verwaltungsbehörde. Ohne diese Dokumente arbeitet der Psychologe nicht, bei noch weniger Vorinformationen muss er die Untersuchung ablehnen.

Wahrscheinlich vorliegende Dokumente

Zu den genannten Grundinformationen können hinzukommen (und in den meisten Fällen sind diese Dokumente auch beigefügt): die gegen Sie ausgesprochenen Strafbefehle bzw. Urteile.

Darunter können sich auch Urteile befinden, die mit Alkohol im Straßenverkehr überhaupt nichts zu tun haben, in vielen Fällen noch nicht mal mit dem Straßenverkehr. Ihr Ladendiebstahl vom vorletzten Jahr kann dem Psychologen also durchaus durch die Führerscheinstelle bekannt sein. Wenn Sie den Langmut Ihrer Rechtsschutzversicherung gerne mal testen wollen, dann gehen Sie per Anwalt gegen eine solche Weitergabe von personenrelevanten Informationen vor.

Wenn Sie dagegen Niederlagen nicht ausstehen können, dann lassen Sie es. Denn die Führerscheinstelle darf diese Information nicht nur weitergeben, sie ist dazu sogar verpflichtet.

Wirken sich kriminelle Delikte auf das Verhalten im Straßenverkehr aus?

Dahinter steckt die Überlegung, dass kriminelles Verhalten Ausfluss einer »charakterlichen Fehlentwicklung« ist. Diese Fehlentwicklung kann auch auf das Verhalten des Betreffenden im Straßenverkehr Einfluss haben. Also soll sich der Psychologe – wenn er sich den Mann ohnehin schon anschaut – auch diese Mühe noch machen.

Man könnte darüber streiten, wie und bis zu welcher Grenze diese Überlegung sinnvoll ist, für Sie ist diese Regelung jedoch bis auf weiteres eine kurzfristig und von Ihnen nicht zu beseitigende Tatsache. Stellen Sie sich darauf ein.

In manchen Fällen wird die aus Urteil/Strafbefehl ersichtliche Information ergänzt durch weitere Aufzeichnungen über Ihre Trunkenheitsfahrt:

- das polizeiliche Protokoll über Ihren damaligen Unfall oder darüber, wie, d.h. unter welchen Umständen Sie damals angehalten und kontrolliert wurden,
- Ihre Aussagen vor der Polizei, vielleicht auch noch die Aussagen von vernommenen Zeugen,
- das ärztliche Protokoll über die erfolgte Blutentnahme.

Wie lange Zeit dürfen die Dokumente zurückreichen?

Sie werden sich vielleicht fragen, wie weit die dem Psychologen vorliegenden Informationen eigentlich zurückreichen bzw. zurückreichen dürfen; welche dieser Informationen er überhaupt verwenden darf; vor allem, wie es sich mit den aus den gesetzlichen Registern bereits getilgten Informationen verhält?
Hier hat sich seit dem 1. Januar 1999 einiges zu Ihren Gunsten verändert. Es gilt generell die Regel, dass Eintragungen im Bundeszentralregister (Führungszeugnis), die bereits getilgt worden sind, dem Betroffenen im Rechtsverkehr nicht mehr vorgehalten und nicht zu seinem Nachteil verwendet werden dürfen. Das heißt für Sie, dass Delikte, die älter als zehn Jahre sind, nicht mehr Thema der MPU sein dürfen. Die früher geltende Ausnahmeregelung ist jetzt außer Kraft. Sie brauchen diese gelöschten Delikte auch nicht im Fragebogen oder beim Untersuchungsgespräch anzugeben.
Aber Vorsicht: Die zehn »Jahre des Vergessens« beginnen nicht schon vom Zeitpunkt der Tat an zu laufen, sondern erst vom Zeitpunkt der *Rechtskraft des Urteils*. Das Beste ist, Sie erkundigen sich bei der Führerscheinstelle, welche Alkoholdelikte noch Gegenstand der MPU sein werden.

Eventuell hinzugefügte Dokumente

Waren sie früher schon einmal bei einer MPU, haben vielleicht an einem Kurs teilgenommen und das entsprechende Gutachten bei der Führerscheinstelle abgegeben, dann findet der Psychologe in der Akte vermutlich folgendes:

- sämtliche früheren MPU-Gutachten, Gutachten aus alter Zeit und Gutachten, die erst vor kurzem, also nach der letzten Trunkenheitsfahrt, erstellt wurden,
- die Bescheinigung eines Schulungskurses für alkoholauffällige Kraftfahrer.

In seltenen Fällen findet man als Gutachter auch folgende Blätter in der Akte:

- eine polizeiliche Mitteilung darüber, dass Herr X wegen irgendeiner Rauschtat in ein Nervenkrankenhaus eingeliefert worden ist,
- eine Mitteilung, dass über Herr X wegen Alkoholmissbrauchs die Pflegschaft verhängt worden ist, unter Umständen auch
- einen anonymen Brief, in dem ein »wohlmeinender Mitbürger« die Verwaltungsbehörde darüber informiert, dass Herr X jeden Tag besoffen ist und es unverantwortlich wäre, ihn wieder mit dem Auto fahren zu lassen.

Die Wirkung eines anonymen Briefes

Wenn Sie von einem solchen anonymen Brief erfahren, sollten Sie vielleicht doch einen Rechtsanwalt einschalten. Meistens werden Sie davon aber nichts erfahren, denn der Psychologe wird diesen Brief zwar zur Kenntnis nehmen, Sie aber weder darauf ansprechen, noch diese Information im Gutachten ausdrücklich verwerten. »Im Hinterkopf« jedoch, darüber sollten Sie sich keine Illusionen machen, tut eine solche Information durchaus ihre Wirkung.

Der Nutzen eines (erfundenen) Rechtsanwalts

Kann ein Anwalt weiterhelfen?

Lassen Sie irgendwann während des Gesprächs – möglichst an unauffälliger, d. h. zwanglos sich ergebender Stelle – ganz locker die Bemerkung fallen, dass die Formalitäten des Führerschein-Wiedererteilungsverfahrens ein Rechtsanwalt für Sie regelt. Diese Bemerkung – die wirklich nicht drohend klingen sollte, sondern absolut selbstverständlich – hilft Ihnen vielleicht insoweit, als das Gutachten wahrscheinlich sorgfältiger und ausführlicher wird, als es ohne diese Bemerkung geworden wäre. Wenn die Entscheidung auf der Kippe steht, dann kann Ihre Bemerkung mit dem Rechtsanwalt vielleicht sogar entscheidend sein – allerdings nur in diesem speziellen Fall!

Die Psychologen sind verständlicherweise darum bemüht, sich möglichst keine Zusatzarbeit (Antworten auf Widersprüche, Einsprüche, Nachfragen) aufzuhalsen.

> Der Psychologe weiß sehr viel über Sie und Ihre Vorgeschichte. Wie viel er weiß, wissen Sie vor dem Gespräch nicht. Gehen Sie sicherheitshalber davon aus, dass er alles weiß, was über Sie in einer Führerscheinakte nur drinstehen kann.

Bereiten Sie sich auf das Gespräch besser vor als der Psychologe. Einzelheiten Ihrer Vorgeschichte sollten Sie mindestens so gut parat haben wie der Psychologe selbst.

Die für den Psychologen wichtigen Informationen

Aus all den in der Akte gesammelten Unterlagen kann der Psychologe eine Menge Informationen über Sie »herausdestillieren«.
Er kennt auf jeden Fall

- die Anzahl Ihrer Trunkenheitsfahrten, im Sprachgebrauch der Psychologen: Rückfallhäufigkeit,
- den Zeitpunkt der Trunkenheitsfahrten, also die Abstände zwischen mehreren Trunkenheitsfahrten (Rückfallgeschwindigkeit),
- die deswegen jeweils gegen Sie verhängte Strafe,
- den Zeitpunkt der Führerschein-Wiedererteilung.

Rechnen Sie damit, dass der Gutachter sehr viel über Sie weiß

Im Extremfall, der aber wirklich ganz selten ist, weiß der Gutachter aus den Akten sonst nichts über Sie und Ihre Vorerfahrungen mit Polizei und Justiz. In aller Regel weiß der Gutachter über die oben aufgezählten, unerlässlichen Grundinformationen hinaus noch aus eventuellen Strafbefehlen/Urteilen,

- wie viel Promille bei Ihrer Trunkenheitsfahrt gemessen wurden,
- wie viel Zeit zwischen polizeilichem Anhalten (Unfall) und Entnahme der Blutprobe verstrichen ist,
- zu welcher Tageszeit die Trunkenheitsfahrt stattfand.

Liegen auch noch Polizei- und Blutentnahmeprotokolle oder sonstige Auszüge aus den Ermittlungsakten vor, so erweitert sich die Vorinformation des Psychologen. Er weiß dann,

- wie im einzelnen die Trunkenheitsfahrt abgelaufen ist,
- wie viel an Alkoholkonsum Sie damals der Polizei gegenüber angegeben haben,
- wie Ihr körperlicher und geistiger Zustand bei der Polizei oder bei der Blutentnahme war.

Und wenn auch noch frühere MPU-Gutachten oder Kursbescheinigungen vorliegen, dann weiß er außerdem noch,

- was Sie dem Gutachter über Ihren damaligen und früheren Alkoholkonsum erzählt haben,
- wie das Delikt im einzelnen aussah (z. B. Trinkmengen),

- wie hoch damals Ihre Leberwerte waren, wie der sonstige ärztliche Befund war,
- wie viel Zeit nach einem positiven Gutachten, einem Kursbesuch verstrichen ist, bis Sie rückfällig geworden sind.

Der eigene Informationsstand zur Vorbereitung auf die MPU

Zählen Sie alles zusammen, so werden Sie feststellen, dass Sie ein ziemlich »gläserner Mensch« geworden sind. Der psychologische Gutachter weiß in der Regel eine ganze Menge über Sie, noch ehe er Sie gesehen hat.

Rechnen Sie immer mit diesem Wissen, hoffen Sie nicht darauf, dass gerade Ihre Führerscheinstelle eine schlampige Behörde ist und der Begutachtungsstelle nur wenig Aktenmaterial geschickt hat.

Bereiten Sie sich gut vor

Pokern Sie nicht, sondern gehen Sie sicherheitshalber davon aus, dass Ihr Gutachter sehr gut vorinformiert ist. Stellen Sie sich darauf ein, indem Sie sich gut vorbereiten. Jede falsche oder unvollständige Angabe, die Sie in der Hoffnung gemacht haben, der Gutachter wüsste davon nichts, kann sich – wenn sie als Verschweigen erkannt wird – sehr nachteilig für Sie auswirken.

Es ist im Gegenteil von großem Vorteil für Sie, Ihre Deliktvorgeschichte sehr gut und sicher im Kopf zu haben. Ein »Schwimmen« in den Eckpunkten der eigenen Lebensgeschichte macht keinen guten Eindruck, Sie sammeln damit Minuspunkte. Um Missverständnissen vorzubeugen: Mit einer gründlichen Vorbereitung ist nicht gemeint, dass Sie jetzt Ihre Trunkenheitsfahrten pauken sollen wie damals in der Schule die Daten von historisch bedeutsamen Schlachten.

Aber: Wer wichtige Ereignisse seiner Vergangenheit durcheinander bringt, falsch wiedergibt oder ganz vergessen hat, kann eigentlich kaum glaubhaft machen, dass er sich mit den Fehlern in den zurückliegenden Jahren und Monaten wirklich beschäftigt und aus ihnen gelernt hat.

Eigene Notizen vor der MPU

Machen Sie es wie der Psychologe: Notieren Sie lange vor der MPU Ihre Verkehrsvorgeschichte mit allen Einzelheiten. Sollte Sie Ihr Gedächtnis dabei im Stich lassen, dann holen Sie Ihre Unterlagen heraus, und schauen Sie nach. Mit Unterlagen meine ich Strafbefehle von damals, Urteile, Schriftsätze Ihres Anwalts oder was immer sich sonst in Ihrem Ordner angesammelt hat.

Sie wissen nun, was der Psychologe weiß oder zumindest wissen könnte. Sie sollten sich aber weiter fragen:

- Was nützt dem Psychologen dieses Wissen?
- Welche Schlüsse kann er aus diesen Fakten über mich ziehen?
- Aufgrund welcher Überlegungen zieht er diese Schlüsse?

Und vor allem:

- Was bedeuten die nahe liegenden Schlussfolgerungen für mich und meine optimale Verteidigungsstrategie für die MPU?

Um diese Fragen sinnvoll und wohlbegründet beantworten zu können, müssen wir, was den Alkoholgenuss betrifft, in den folgenden Kapiteln ein wenig »Theorie pauken«.

Exkurs: Alkohol und seine Wirkung

Im Allgemeinen versteht man unter Alkohol den Weingeist oder Äthylalkohol, der in alkoholischen Getränken enthalten ist. Die Gewinnung des Äthylalkohols erfolgt durch die alkoholische Gärung aus kohlenhydrathaltigen Rohstoffen. Obwohl weniger giftig als Methylalkohol, wirkt auch Weingeist schädlich auf das Nervensystem.

Alkohol: ein Zellgift, das süchtig macht

Alkohol ist ein relativ starkes Zellgift, das bei entsprechender Dosierung die Koordinierung der Muskelbewegungen stört und dadurch Körperfunktionen lähmt. Da es auch berauschend wirkt, rechnet man es zu der Gruppe der Rauschgifte. Außerhalb von Fachzirkeln wird nicht gerne darüber gesprochen, aber: Alkohol zählt zu den harten Drogen, sein Suchtpotential ist weitaus höher als das von Haschisch, höher auch als das von Kokain.

Alkoholische Getränke kann man, wie Sie wissen, aus verschiedenen Gründen konsumieren:

- als Nahrungsmittel bzw. Durstlöscher (der Wein zum Essen, das Bier in der Hitze des Sommernachmittags), denn: Der Genuss alkoholischer Getränke in kleinen Mengen wirkt anregend;
- als Genussmittel (der Weinbrand nach dem Essen, der Likör zum Kaffee), denn: Alkoholische Getränke schmecken gut;
- als Droge (das Gläschen Wein zur abendlichen Entspannung, die Flasche Schnaps, um alles zu vergessen), denn: Alkoholische Getränke verändern das Bewusstsein.

Das Verhältnis von Trinkmenge zu Blutalkoholkonzentration

Die Blutalkoholkonzentration (BAK) wird in Promille gemessen. Promille ist ein Maß für den Alkoholgehalt in der Körperflüssigkeit, *pro mille* (lateinisch) heißt wörtlich: von Tausend. Ein Promille (1 ‰) bedeutet, dass in einem Liter Blut (oder sonstiger Körperflüssigkeit) ein Gramm reiner Alkohol gelöst ist.
Über den Verdauungstrakt gelangt der Alkohol ins Blut und wird dann sehr schnell in alle wasserhaltigen Körperzellen (dazu gehören auch die Gehirnzellen) verteilt. In Fett ist Alkohol nicht löslich, in die kompakten Knochen kann er ebenfalls nicht gelangen.

Die Wirkung der Trinkmenge bei Mann und Frau

Beim Mann beträgt der Anteil wasserhaltigen Körpergewebes 70 %, bei der Frau 60 %. Die gleiche Trinkmenge wird also im Körper einer Frau deutlich weniger verdünnt als bei einem gleich schweren Mann. Bei gleicher Trinkmenge hat eine Frau ca. 15 % mehr Promille als ein Mann von gleichem Gewicht.
Bei gleicher Trinkmenge reinen Alkohols hängt die abschließend gemessene Blutalkoholkonzentration im Wesentlichen ab

- vom Körpergewicht,
- vom Geschlecht, genauer gesagt: von der Art des Körperbaus. Ein fettleibiger Mann wird einen ähnlich geringen Wasseranteil besitzen wie eine Frau, und umgekehrt wird eine sehr schlanke, »knabenhaft« gebaute Frau eher einem durchschnittlichen Manne gleichen,
- von der Trinkgeschwindigkeit.

Auf die Blutalkoholkonzentration haben – entgegen weit verbreiteten Gerüchten – keinen oder nur einen vernachlässigbar bzw. sehr geringen Einfluss:

- die Körpergröße,
- die Trinkgewöhnung (sie spielt allerdings eine sehr große Rolle bei der Wirkung einer bestimmten Alkoholmenge),
- die Tätigkeit während des Trinkens (beim Arbeiten wird der Alkohol nicht wieder ausgeschwitzt),
- die eventuelle vorherige Nahrungsaufnahme,
- die gleichzeitige Medikamenteneinnahme (Medikamente können die Wirkung von Alkohol zum Teil aber drastisch verstärken).

Der aufgenommene Alkohol wird zu 90 % durch die Leber abgebaut, der Rest verteilt sich auf Schweiß (1 %), Lunge (5 %) und Niere

Der Abbau des Alkohols im Körper

(4 %). Der Körper baut pro Stunde ca. 8 g reinen Alkohol ab, das entspricht etwa dem Alkoholgehalt eines *Standardglases*. Ein Standardglas ist 0,25 l Bier, 0,1 l Sekt oder Wein oder 0,02 l Schnaps. (Wenn Sie die MPU in Bayern machen, muss Ihnen klar sein, dass der Gutachter dort unter einem Glas immer einen halben Liter versteht.)

Nach der so genannten WIDMARK-Formel

$$\text{Alkoholgehalt in Promille} = \frac{\text{Alkoholmenge in Gramm}}{\text{Körpergewicht in Kilogramm x 0,7}}$$

errechnet sich für eine Person von durchschnittlichem Körpergewicht (75 kg) pro Standardglas (8 g reiner Alkohol) eine BAK von ca. 0,15 Promille.

Faustformel für die Berechnung der Blutalkoholkonzentration

Wenn Sie die obige Faustformel auf größere Mengen Alkohol anwenden wollen, dann müssen Sie natürlich berücksichtigen, dass der Alkoholabbau bereits gut eine Viertelstunde nach dem ersten Schluck beginnt. Bei einem in Gesellschaft üblichen Trinktempo dürfen Sie – wenn Sie den jeweiligen Abbau schon einkalkulieren – ca. 0,1 Promille für das Standardglas rechnen. Für 2,0 Promille braucht demzufolge ein normal gebauter Mann, der nicht zu hastig trinkt, immerhin

- 20 Gläser Bier à 0,25 l, entsprechend 10 bayerische Halbe oder
- 8 Viertelgläser Wein (knapp drei Flaschen Wein à 0,7 l) oder
- 20 Schnäpse à 0,02 l (gut eine halbe Flasche Schnaps).

Was versteht man unter Resorptionsdefizit?

Aber das ist letztlich pure Theorie. Was die einfache WIDMARK-Formel nämlich nicht berücksichtigt, ist das so genannte Resorptionsdefizit. Darunter versteht man das Phänomen, dass ein gar nicht mal so kleiner Teil des getrunkenen Alkohols überhaupt nicht in den Blutkreislauf gelangt.

Dieses Resorptionsdefizit ist individuell sehr verschieden, liegt zwischen 5 % und 45 %. So wie es beim Essen gute und schlechte Verwerter gibt, gibt es auch beim Trinken Menschen, die den »genossenen« Alkohol »aufsaugen«, während andere einen erheblichen Teil »durchlaufen« lassen.

Die WIDMARK-Formel beschreibt also die *maximale Obergrenze* für die BAK. Der wahre Wert liegt in der Regel niedriger, d. h., um zwei Promille zu erreichen, sind eher mehr Gläser Alkohol nötig, als oben dargestellt. Gehen Sie von neun bis elf Litern Bier bei einem 80 Kilogramm schweren Mann aus.

Der Alkoholrausch

Wie bei jedem Gift (sagen wir besser: wie bei allen organisch wirksamen Stoffen) hängt auch beim Alkohol die Wirkung auf den Organismus sehr stark von der jeweils aufgenommenen Dosis und von der Gewöhnung an den jeweiligen Giftstoff ab. Wer z. B. – Sie kennen das vielleicht vom Krimi her – längere Zeit Arsen in langsam, aber stetig sich steigernder Dosierung zu sich nimmt, wird schließlich irgendwann in der Lage sein, seinem Opfer eine tödliche Dosis ins Essen zu mischen und dabei selber unbesorgt von dem Gericht mitzuessen.

Gewöhnung an den Alkohol

Eine Blutalkoholkonzentration von etwa 1,30 Promille wird bei einem nicht alkoholgewöhnten Menschen bereits eine verheerende Wirkung haben:

- Er wird Schwierigkeiten haben zu stehen.
- Das Gehen wird ihm zu einem unlösbaren Problem.
- Das Sprechen ist in ein unverständliches Lallen übergegangen.
- Kurz: Er wird in einem bejammernswerten Zustand sein.

Trinkt dieser alkoholungewöhnte Mensch nun weiter – er wird schwerlich dazu in der Lage sein, da ihm vermutlich das Glas entgleitet –, aber nehmen wir es mal an: Trinkt dieser Mensch nun weiter, nähert er sich der Grenze von zwei Promille, dann wird er in einen bedenklichen, ja lebensbedrohenden Zustand kommen. Tödliche Alkoholvergiftungen sind, wohlgemerkt: bei erwachsenen Personen, ab 2,0 Promille in der Medizin bekannt.

Ganz anders liegen hingegen die Dinge bei einem Menschen, der sich durch beharrliches »Training«, also durch mehr oder weniger allmähliche Dosissteigerung in die »Leistungsklasse der Trinker« emporgearbeitet hat. Dieser Mensch ist mit 2,0 Promille durchaus noch handlungsfähig, er kann z. B. in diesem Zustand ein Kraftfahrzeug führen. Er wird nicht mehr sehr gut, geschweige denn sicher fahren, aber allein die Tatsache, dass er einen Wagen noch von der Stelle bewegen kann – auskuppeln, Gang einlegen, einkuppeln – belegt eine ganz überdurchschnittliche Alkoholgewöhnung.

Was bedeuten 1,70 Promille wirklich?

Zwischen der Blutalkoholkonzentration und der möglichen Ausprägung eines Rausches besteht also kein allgemeingültiger Zusammenhang. 1,70 Promille bedeuten für den einen eine subjektiv kaum wahrnehmbare Wirkung, während sie bei dem anderen zu einem Vollrausch (vielleicht zu einer schweren Alkoholvergiftung) führen können.

Die Wirkung des Alkohols im Straßenverkehr

Alkohol verändert uns in vielerlei Hinsicht. Diese Veränderungen beginnen bereits bei einer geringen Dosis (einem Glas) und nehmen mit fortschreitender Alkoholisierung sehr stark zu.

Alkohol verändert die Wahrnehmung

Die durch Alkoholkonsum ausgelösten Veränderungen sind enorm

- Die Blendempfindlichkeit des Auges ist herabgesetzt, weil sich die Pupille bei plötzlichem Lichteinfall (entgegenkommende Scheinwerfer) zu langsam schließt. Da die meisten Alkoholfahrten nachts stattfinden, können Sie sich ausmalen, was das für die Verkehrssicherheit bedeutet.
- Die Entfernungsschätzung wird unzuverlässig, weil die Augenlinse unter Alkoholeinfluss nicht mehr so schnell von nah auf fern und umgekehrt schalten kann. Das hat zur Folge, dass der alkoholisierte Kraftfahrer häufig zu dicht auffährt.
- Die Geschwindigkeitsschätzung wird unzuverlässig, da unser Hirn (ganz automatisch) die Geschwindigkeit aus der wahrgenommenen Entfernungsveränderung und der verstrichenen Zeit errechnet.
- Das Blickfeld wird eingeengt, der so genannte »Tunnelblick« tritt auf; d. h., wir sehen zwar noch das, was direkt vor uns liegt, Informationen von den Rändern (Fußgänger, seitlich auf uns zukommende Fahrzeuge) werden aber sehr viel schlechter wahrgenommen.

Alkohol verändert die Informationsverarbeitung

Unter Alkoholeinfluss dauert es wesentlich länger, bis ein wahrgenommener Sachverhalt als Gefahr erkannt wird.

Alkohol verändert die Handlungsfähigkeit

- Die Reaktionsgeschwindigkeit verlangsamt sich bereits bei kleinen Mengen, der Effekt verstärkt sich drastisch bei höheren Mengen. Es dauert also erheblich länger, bis auf die Wahrnehmung der Gefahr eine Reaktion erfolgt.
- Die sichere Ausführung der notwendigen Reaktion ist – wenn sie dann schließlich erfolgt – erheblich schlechter; Betrunkene bremsen z. B. deutlich härter, lenken ruckartiger, tun sich sehr schwer mit sinnvollem Gegensteuern.

Alkohol verändert das Denken

Unter Alkoholeinfluss werden wir entspannter und enthemmter, was angenehm und durchaus erwünscht sein kann. Aber wir werden auch leichtsinniger, wagemutiger, das Selbstvertrauen steigt. Daraus ergibt sich eine sehr gefährliche Kombination: Erhöhtes Selbstbewusstsein bei herabgesetzter Leistungsfähigkeit führt dazu, dass ich zwar einerseits schlechter fahre als normalerweise, mir aber andererseits mehr zutraue.

Die Folgen größeren Alkoholkonsums

Wie dramatisch die durch größeren Alkoholkonsum ausgelösten Veränderungen wirklich sind, machen Sie sich vielleicht am besten klar, indem Sie sich vorstellen, wie Ihnen zu Mute wäre, wenn sich ein Alkoholrauschzustand bei Ihnen einstellt, ohne dass Ihnen der vorausgegangene Alkoholgenuss bewusst geworden wäre. Sie müssten annehmen, Sie wären – psychisch und körperlich – sehr schwer erkrankt.

Der Einfluss der Alkoholgewöhnung auf die Fahrtüchtigkeit

Wir hatten vorhin gehört, dass die Alkoholgewöhnung – also die vorangegangene Übung im Trinken – einen erheblichen Einfluss auf die Alkoholverträglichkeit hat. Wenn das stimmt (und es stimmt), dann müsste es doch auch enorme Unterschiede in Bezug auf die Fahrtüchtigkeit geben. Kann man also so einfach, wie es der Gesetzgeber praktiziert, die 1,0 Promille eines geübten Oft- und Vieltrinkers mit denselben 1,0 Promille eines Anfängers vergleichen?

Die Alkoholverträglichkeit des »Geübten«

Nein, man kann es nicht. Während der eine bei dieser Alkoholisierung bereits »jenseits von Gut und Böse« ist und nach wenigen Metern im Graben landet, flieht der andere mit überhöhter Geschwindigkeit vor der ihn verfolgenden Polizei.

Und tatsächlich macht der Gesetzgeber – vielleicht erinnern Sie sich noch an die Darstellung der Promillegrenzen – einen deutlichen Unterschied zwischen dem Alkoholanfänger und der »Leistungsklasse«.

Trotzdem ist klar: Irgendwann zeigt auch der härteste Trinker Wirkung! Damit klare Verhältnisse herrschen, lässt man sich bei Gericht ab 1,10 Promille auf keine Diskussionen ein.

Was ist ein Alkoholiker?

Die zuverlässige begriffliche Abgrenzung eines Alkoholikers von einem nicht abhängigen Vieltrinker ist sehr schwierig, die Grenze fließend. Der Alkoholiker unterscheidet sich nicht in erster Linie durch die regelmäßig oder zu bestimmten Anlässen von ihm genossenen Mengen vom Vieltrinker, sondern durch die Art und Weise, wie er mit dem Alkohol umgeht (bzw. eben nicht umgeht, sondern dem Alkohol ausgeliefert ist).

Ein Alkoholiker ist auf jeden Fall, wer ohne körperliche oder seelische Beschwerden auf Alkohol nicht verzichten kann.

Ein Alkoholiker ist wahrscheinlich

- wer sich schwer tut, nach einer bestimmten Menge aufzuhören, wenn er einmal angefangen hat,
- wer durch Alkoholmissbrauch große körperliche, seelische oder soziale Probleme bekommt und trotzdem nicht aufhören kann, Alkohol in größeren Mengen zu trinken.

Die Grundregel: Kein Alkohol am Tag der MPU!

Nebenbei bemerkt: Am Tag der MPU sollten Sie auf jeden Fall die Finger von Alkohol in jeglicher Form und Menge lassen, selbst das kleine Bier zum Mittagessen ist tabu. Jede Begutachtungsstelle für Fahreignung verfügt über Alkomaten, also Geräte zur Messung der Atem-Alkohol-Konzentration. Manche Begutachtungsstellen lassen bei Verdacht blasen (Fahne, unsicherer Gang, Sprechschwierigkeiten), bei anderen ist jeder dran, wieder andere bevorzugen zufällige Stichproben, nach dem Motto: Wenn ein Mensch sich nicht einmal an so einem Tag zusammenreißen kann ...

Die Auswertung der Vorinformationen

Fangen wir gleich mit der wichtigsten Information an, jenem Punkt nämlich, an dem sich erfahrungsgemäß Streit zwischen Psychologen und Probanden bzw. deren Rechtsanwälten entzündet.

Blutalkoholkonzentration bei der Trunkenheitsfahrt

Ihre Blutalkoholkonzentration bei der Trunkenheitsfahrt (oder bei einer der Trunkenheitsfahrten) war ungewöhnlich hoch – d. h., sie lag über 1,60 Promille –, und Sie waren dennoch in der Lage, ein Kraftfahrzeug zu führen. Sie sind vielleicht nicht sehr gut gefahren, aber Sie haben Ihr Auto noch von der Stelle gebracht.

Wenn Sie sich vor Augen führen, was wir im vorigen Kapitel gesagt haben, darüber hinaus bedenken, dass ein durchschnittlicher, sprich mäßiger Alkoholkonsument spätestens ab 1,30 Promille einen enormen Rausch mit erheblichen Ausfallserscheinungen hat, dann mag Ihnen einleuchten, dass der Psychologe aus solch ungewöhnlich hoher Blutalkoholkonzentration schließen muss, dass Sie sehr stark alkoholverträglich sind. Genau genommen kann er daraus nur schließen, dass Sie zum Zeitpunkt der Trunkenheitsfahrt sehr stark alkoholverträglich waren. Hohe Alkoholverträglichkeit heißt aber hohe Alkoholgewöhnung, und hohe Alkoholgewöhnung wiederum setzt Training voraus. Das Trinken von Alkohol in größerer Menge vor Ihrer Fahrt kann also kein einmaliger »Ausrutscher« gewesen sein.

Was heißt »hohe Alkoholverträglichkeit«?

Daraus folgt: Die hohe Alkoholisierung bei der Trunkenheitsfahrt war ganz sicher kein dummer Zufall, sondern vielmehr das Ergebnis eines problematischen Verhältnisses zum Alkohol – vorsichtig ausgedrückt.

Diese so genannte »Gewöhnungshypothese« ist das Kernstück aller Überlegungen und Schlüsse des Psychologen. Kein Psychologe, kein Arzt noch sonst ein Mensch, der gründlichere Erfahrungen auf dem Gebiet der Alkoholwirkungen hat, wird es Ihnen abnehmen, dass Sie ohne vorangegangene intensive Übung, sprich: ohne Gewöhnung an große Mengen Alkohol, in der Lage gewesen sein sollen, mit zwei Promille oder mehr noch relativ sicher auf den Beinen zu stehen.

Wenn Sie einige Seiten zurückblättern und dann für sich ausrechnen, wie viel Ihres Lieblingsgetränks Sie brauchen, um im Lauf eines längeren Abends auf zwei Promille zu kommen, dann wird Ihnen vielleicht noch etwas klar. Stellen Sie sich einen Menschen vor, der gewohnheitsmäßig nur selten Alkohol trinkt und auch dann nur mäßig. Diese Versuchsperson wird selbst in Ausnahmesituationen kaum auf die Idee kommen, derart viel Alkohol zu sich zu nehmen. Und käme sie dennoch auf die Idee, so hätte sie ihre liebe Not, diese enorme Menge auch »im Leib zu behalten«. Der Körper würde sich ohne entsprechende Gewöhnung heftig gegen diese »Überschwemmung« mit einem Giftstoff wehren, unsere erdachte Versuchsperson würde sich heftig übergeben müssen. Sie wäre nur sehr schwer in der Lage, sich an die Zwei-Promille-Grenze auch nur heranzutrinken.

Was bedeutet »geringe Alkoholverträglichkeit«?

Anzahl der Trunkenheitsfahrten

Problem der Rückfälligkeit

Wenn ein Kraftfahrer (eventuell sogar mehrfach) mit Trunkenheit im Verkehr rückfällig geworden ist, so kann man daraus schließen, dass seine Beziehung zum Alkohol im Lauf der Zeit so eng und innig geworden ist, dass er aufgrund dieser Alkoholproblematik selbst aus den schmerzhaften Erfahrungen der vergangenen Trunkenheitsfahrten (Geldstrafe, Führerscheinentzug, eventuell Arbeitsplatzverlust durch den Führerscheinentzug) nicht so weitreichende Schlüsse ziehen konnte, den Alkohol am Steuer zu meiden wie die Pest.

Letztlich ist – wenn man es ganz kühl betrachtet – in einem solchen Fall der Alkohol, d. h. die Lust am Alkohol, stärker gewesen als jede Vernunft und alle Angst vor erneuter Strafe.

Erinnern wir uns an unseren Definitionsversuch des Begriffs »Alkoholiker«: »Wahrscheinlich Alkoholiker ist, wer durch den Alkohol große körperliche, seelische oder soziale Probleme bekommt und trotzdem nicht aufhören kann zu trinken.« Ein solches »großes soziales Problem« ist natürlich der Führerscheinverlust mit all seinen Folgen.

Ein rückfälliger Trunkenheitsfahrer muss kein Alkoholiker sein, aber die Wahrscheinlichkeit, dass er es doch ist, ist nach den Erfahrungen der Gutachter sehr hoch. Im Übrigen ist die Rückfallhäufigkeit für die Prognose weiterer Rückfälle noch wichtiger als die Höhe der Promille.

Der Abstand zwischen mehreren Trunkenheitsfahrten

Liegen zwischen zwei aktenkundig gewordenen Trunkenheitsfahrten z.B. 15 Jahre, so kann man dem Betreffenden immerhin noch zugute halten, dass die erste Strafe schon lange zurückliegt, der Eindruck, den sie damals auf ihn gemacht hat, schon weitgehend verblasst ist.

Geringer zeitlicher Abstand

Ganz anders liegt der Fall, wenn zwischen Führerschein-Wiedererteilung und Alkoholrückfall lediglich eine kurze Zeitspanne, sagen wir zwei oder drei Jahre vergangen sind. Aus einem derart schnellen Rückfall lässt sich im Prinzip also dasselbe schließen wie aus einem häufigen Rückfall. Kommen schnelle und häufige Rückfälle bei einer Person zusammen, so ist der Verdacht auf ein ganz schweres Alkoholproblem noch zusätzlich erhärtet.

Die ungewöhnliche Tageszeit der Trunkenheitsfahrt

Wer nicht gerade ein sehr unbürgerliches, bohemehaftes Leben führt, wird aus naheliegenden Gründen seinen Alkoholkonsum wohl auf die Abend- und Nachtstunden konzentrieren. Selbst Schichtarbeiter machen hier nur eine kleine Ausnahme, denn auch sie leben in der Regel nicht für sich allein, auch sie nehmen am sonstigen Leben teil, und ein Schichtarbeiter wird um 10 Uhr vormittags kaum eine gesellige Veranstaltung mit »Alkoholverführung« besuchen. Auch er wird also – wenn überhaupt – erst nach 20 Uhr alkoholische Getränke zu sich nehmen.

Alkoholkonsum am Nachmittag

Wenn Ihre Trunkenheitsfahrt (mit erheblichen Promillewerten) bereits am Nachmittag oder am frühen Abend stattgefunden hat, dann heißt das, dass Sie schon zu ungewöhnlich früher Stunde ungewöhnlich viel Alkohol zu sich genommen haben. Kommt dann hinzu, dass die Trunkenheitsfahrt ohne besonderen äußeren Anlass (Fest o. Ä.) stattgefunden hat, so wird der Psychologe – wenn er nicht massiv entlastende Zusatzinformationen bekommt – auf ganz abnorme Trinkgewohnheiten schließen müssen.

Das Lebensalter des Probanden

Sind Sie z. B. noch sehr jung (unter 25 etwa), haben Sie den Führerschein vielleicht erst kurze Zeit vor der Trunkenheitsfahrt gemacht, so wird auch dies zu einem Argument gegen Sie. Wer schon früh beginnt, Alkoholmissbrauch zu betreiben, wer sich auch schon früh das alkoholisierte Fahren »angewöhnt«, der ist nach der statistischen Erwartung einer extrem rückfallgefährdeten Gruppe zuzurechnen.

Zusätzliche Delikte

Unfallflucht nach einer Trunkenheitsfahrt

Sind Sie neben Trunkenheit im Verkehr auch noch wegen Unfallflucht verurteilt, so wird der Psychologe nur zu sehr geneigt sein, auch dieses Vergehen als verdeckte Trunkenheitstat anzusehen. Die Statistik gibt ihm Recht, bei ca. drei Vierteln aller später aufgeklärten Unfallfluchten stellt sich Alkoholkonsum als Grund für das Verschwinden des Unfallbeteiligten heraus. Kommt bei Ihnen noch Fahren ohne Fahrerlaubnis unter Alkoholeinfluss dazu, so wird der Psychologe leider kaum noch davon abzubringen sein, Sie für einen Alkoholiker, dem sämtliche Sicherungen durchgebrannt sind, zu halten.

Rückfall trotz eines Nachschulungskurses

Hatten Sie schon einmal einen Nachschulungskurs für alkoholauffällige Kraftfahrer besucht, sind nach diesem Kursbesuch jetzt aber wieder rückfällig geworden, dann haben Sie bei Ihrer ersten MPU nach dem Rückfall – man muss es sagen – sehr schlechte Erfolgsaussichten.

Gute Argumente für den Psychologen

Wenn Sie dem Psychologen nicht sehr gute Argumente liefern (z. B. eine zwischenzeitlich erfolgreich beendete Alkoholtherapie mit mindestens einjähriger Abstinenz danach), dann sieht es für Sie zunächst einmal recht düster aus. Man wird Sie zappeln lassen, vermutlich noch (mindestens) ein weiteres Jahr.

Stellen Sie sich also darauf ein, dass die erste MPU nach dem letzten Delikt erfolglos bleibt, dass auch die zweite – ein Jahr danach – noch mit hoher Unsicherheit belastet ist. Denn eine Fahrt unter Alkoholeinfluss nach einem Kurs ist in den Augen eines MPU-Gutachters die »Todsünde« schlechthin.

> Die Informationen aus den Akten über Sie sind für den Psychologen sehr aufschlussreich. Er kann daraus weitreichende Schlüsse ziehen; stellen Sie sich darauf ein. Streiten Sie keine Sachverhalte ab, von denen der Psychologe weiß – nicht nur vermutet –, dass sie bei Ihnen konkret existieren.

Die Fragen des Psychologen

Neben Fragen allgemeiner Art – der Psychologe will ja ein bisschen von Ihrem persönlichen Hintergrund kennen lernen – werden Sie mit hoher Wahrscheinlichkeit in einem psychologischen Untersuchungsgespräch im Rahmen der MPU sinngemäß zumindest mit den folgenden Fragen rechnen müssen.

Fragen zu dem Delikt (den Delikten):

- Wie ist Ihr Alkoholdelikt damals verlaufen?
- Wie kam es, dass Sie damals so viel Alkohol tranken?
- Was war der Grund, warum Sie noch mit dem Auto (oder Motorrad oder ...) fuhren?
- In welchem Zustand (in Bezug auf Alkohol) waren Sie, als Sie losfuhren? Haben Sie nichts gemerkt? Waren Sie »stockbesoffen« oder lagen Sie irgendwo dazwischen?

- Wie lange war Ihr Heimweg, d. h., wie weit wollten Sie fahren?
- Wie weit sind Sie tatsächlich gefahren, ehe Sie von der Polizei aufgehalten wurden bzw. bevor der Unfall passierte?

Fragen zu Ihrer »Trinkgeschichte«

- Wann haben Sie zum ersten Mal Alkohol getrunken?
- Gab es in Ihrem Leben »Spitzenzeiten« in Bezug auf Alkohol?
- Gibt es einen Zusammenhang zwischen diesen Zeiten erhöhten Alkoholkonsums und bestimmten Ereignissen in Ihrem Leben?
- Wie war Ihr Trinkverhalten vor allem in der Zeit vor dem (letzten) Trunkenheitsdelikt?

Fragen nach eventuellen Änderungen gegenüber früher:

Trinkverhalten: damals und heute

- Wie ist Ihr Trinkverhalten heute?
- Und – falls sich etwas geändert hat – wie lange besteht das neue Trinkverhalten bereits?
- Gab es Probleme bei der Umstellung?
- Welche Probleme gab es, wie wurden sie überwunden und wann?

Fragen zur selbstkritischen Betrachtung:

- Sehen Sie einen Zusammenhang zwischen erhöhtem Alkoholkonsum und bestimmten Lebensabschnitten?
- Wie sehen Sie selbst Ihr früheres/jetziges Verhalten dem Alkohol gegenüber?

Einige dieser Fragen kommen Ihnen sehr wahrscheinlich bekannt vor. Sie standen auch schon in unserer Liste der Fragen aus den psychologischen Fragebögen.
Selbstverständlich ist diese Aufzählung weder vollständig, noch können Sie damit rechnen, dass die genannten Themen auch tatsächlich zur Sprache kommen. Jeder Gutachter hat andere Lieblingsfragen, die er fast immer stellt, wieder andere, die er meistens ignoriert.

Beim Gespräch kommt es nur auf Sie an

Darüber hinaus haben wir oben schon gesehen, dass es bei dieser Art von Gespräch ganz erheblich auf Sie ankommt. Es wird Sie deshalb kaum verwundern, jetzt zu erfahren, dass Ihnen niemand zuverlässig sagen kann, dieses oder jenes Thema käme zwingenderweise auf Sie zu, andere Aspekte dagegen würden überhaupt nicht beleuchtet. Selbst »Standardthemen«, deren Behandlung man

unbedingt vermuten würde (die auch tatsächlich fast immer angesprochen werden, z. B. die Frage nach dem Delikt), werden in manchen Fällen nicht berücksichtigt, wenn die entsprechenden Voraussetzungen gegeben sind.
Ein schematisches »Antworten-Lernen« wird Ihnen also nicht allzu viel nützen. Sehr viel besser ist es, sich eine große, allgemeine Linie zurechtzulegen, aus der sich die jeweiligen Antworten ganz zwanglos von selbst ergeben.

Die Bedeutung dieser Fragen und der Antworten

Eine der Hauptbeschäftigungen eines MPU-Psychologen besteht – leider – darin, dem vor ihm sitzenden Probanden das Eingeständnis zu entlocken, dass er früher, also zumindest zur Zeit seines Trunkenheitsdeliktes in erhöhtem Maß Alkohol konsumiert hat. Die meisten sperren sich ganz erheblich dagegen, manche leugnen sogar ganz strikt, vor und/oder nach einer Trunkenheitsfahrt Alkohol getrunken zu haben; viele steuern einen gemäßigteren Kurs, gelegentlich ein Glas Bier gestehen sie ein, aber mehr waren es – außer an dem einen Tag – nie. Einige geben auch, trotz der gemessenen 2,6 Promille, für die Stunden vor der Fahrt nur zwei oder drei, vielleicht vier Glas Bier an.

Ausflüchte, Verharmlosungen und Widersprüche

Diese und ähnliche Widersprüche erklären diese Probanden dann gerne damit,

- dass man ihnen Schnaps ins Bier geschüttet haben müsse,
- dass sie an dem Tag Tabletten genommen hätten und deswegen sei der Promillewert trotz geringen Alkoholkonsums so hoch gewesen,
- dass sie wenig gegessen hätten und deswegen sei der Promillewert trotz ... (wir hatten das schon),
- dass sie einfach von Natur aus viel Alkohol vertrügen,
- dass sie deswegen noch hätten fahren können, weil sie Autofahren noch im Schlaf beherrschten.

Wir wissen inzwischen, dass so eine Darstellung Unfug ist, der Psychologe weiß es auch.

- Die »Schnapstheorie« funktioniert nur dann, wenn man eine so ungeheure Schnapsmenge annähme, dass noch ein extrem Betrunkener sie rausgeschmeckt hätte.
- Tabletten können zwar die Wirkung von Alkohol erheblich verstärken, der Promillewert verändert sich dadurch jedoch nicht.

Nur eine bestimmte Menge Alkohol kann einen bestimmten Promillewert verursachen, sonst nichts. Kommen Tabletten dazu, dann wird eben das eine Promille zur kleinen oder großen Katastrophe.

- Viel oder wenig essen hat einen relativ geringen Einfluss auf die Höhe der Blutalkoholkonzentration.
- Gewisse Unterschiede in Bezug auf die Alkoholverträglichkeit sind angeboren. So haben z. B. sehr viele Asiaten eine deutlich geringere Grund-Alkoholverträglichkeit als die meisten Europäer. Ähnlich gibt es auch unter den Europäern gewisse Unterschiede. Diese angeborene, erhöhte Alkoholverträglichkeit ist allerdings immer noch sehr gering. Eine Steigerung der Verträglichkeit über – sagen wir mal – ein halbes Promille hinaus ist nur durch Übung zu erreichen. Und »Naturtalente« für zwei Promille gibt es schon überhaupt nicht.
- Wer keinen Alkohol gewöhnt ist, der kann mit zwei Promille auch dann kein Auto mehr steuern, wenn er hauptberuflich Testfahrer oder Rallye-Weltmeister ist.

Unterschiede in der Alkoholverträglichkeit

Der Psychologe, der genau weiß, dass all dies nur Unsinn und Selbstentlastung sein kann, muss sich das alles anhören. Er möchte aber gerne mit dem Probanden ein vernünftiges Gespräch über seine wahre – und das heißt immer: problematische – Beziehung zum Alkohol führen. Dazu gehört, dass die Fakten offen auf dem Tisch liegen.

Was will der Psychologe erreichen?

Indem der Psychologe sich manchmal recht ausführlich mit dem Ablauf des Delikts und dessen Rahmenbedingungen beschäftigt, versucht er, die verharmlosende Darstellung des Probanden zu widerlegen. Wem zu widerlegen? Zunächst dem Probanden gegenüber, damit dieser doch noch zu einem fruchtbaren Gespräch findet. Klappt das nicht, so dienen die auf diese Weise gewonnenen Informationen dem Psychologen dazu, ein negatives Gutachten zu begründen.

So zielen seine Fragen also auf die für das Gespräch entscheidenden Informationen ab:

Warum haben Sie damals so viel getrunken?

- War es ein Jahrhundertfest, eine tiefe Lebenskrise – eine Ausnahme also?
- Oder war es der ganz normale Freitagabend-Stammtisch, die übliche »Disco-Sause«?

War die Trunkenheitsfahrt ein dummer Zufall?
- Hat sich der Zwang zum Fahren erst nach zuviel genossenem Alkohol ergeben?
- Oder war von Anfang an klar, dass am Ende des »feuchten« Abends die Heimfahrt stehen wird?

Wie lang wäre Ihr Heimweg gewesen?
- Welches Risiko gingen Sie also bei der Abfahrt ein?

Wie weit sind Sie unfallfrei gekommen?
- Hat es nach wenigen Metern schon gekracht?
- Oder sind Sie von Hamburg-Altona nach Bremerhaven gekommen und dort erst wegen kaputter Rücklichter aufgefallen?

Wie fühlten Sie sich?
- Hatten Sie mit Ihren 2,4 Promille einen Vollrausch?
- Oder haben Sie »kaum etwas gemerkt«?

Offenheit ist angesagt!

Einen Probanden, der von Anfang an die Karten auf den Tisch legt, der offen und freimütig von seiner früheren Alkoholproblematik berichtet, wird der Psychologe (der erfahrene Psychologe, sollte man vielleicht einschränken) nicht allzu sehr mit Fragen nach dem Delikt belästigen. Nach Ihrer »Trinkgeschichte« fragt Sie der Psychologe zum einen deswegen, weil er abschätzen will,
- welche Rolle der Alkohol in Ihrem Leben bisher gespielt hat,
- ob erhöhter oder auffallend niedriger Alkoholkonsum von bestimmten Lebensabschnitten oder -phasen abhing,
- ob diese Phasen sich wiederholen oder nicht.

Sehen Sie selbst Ihr Trinkverhalten kritisch?

Andererseits interessiert ihn auch, inwieweit Sie in der Lage sind, auch die unangenehmen Seiten Ihrer Vergangenheit selbstkritisch und rückhaltlos zu schildern. Genau deshalb unternimmt der Psychologe seine manchmal verzweifelten Versuche, den Probanden doch noch zu einer selbstkritischen Stellungnahme anzuregen.
Ihr aktuelles Trinkverhalten ist für den Psychologen – logischerweise – sehr wichtig. Was Ihre Probleme bei der Umstellung von viel auf wenig (oder gar keinen) Alkohol betrifft, so möchte es der Psychologe hier schon etwas ausführlicher haben. Denn eines ist klar: Wenn Sie früher ziemlich viel getrunken haben, dann kann es für Sie nicht so ganz einfach gewesen sein, damit aufzuhören bzw. den Konsum deutlich einzuschränken. Jede Änderung von Gewohnheiten hat seine Tücken, das hat nicht unbedingt etwas mit Alkoholentzugserscheinungen zu tun.

Das Anliegen des Psychologen

Nachdem wir jetzt so viel von dem gehört haben, was man alles in der MPU nicht sagen oder tun sollte, drängt sich nun die Frage auf: Wofür interessiert sich der Psychologe letztlich? Was verlangen die Leute, die seine Tätigkeit anscheinend für so wichtig halten, von ihm?

Erinnern Sie sich noch an den Vergleich zwischen Gerichtsverhandlung und MPU-Verfahren, den wir weiter vorne angestellt haben? Daraus ergaben sich zwei wesentliche Unterschiede:

- Vor Gericht gelten Sie bis zum Beweis des Gegenteils als unschuldig, im Verwaltungsverfahren dagegen als ungeeignet.
- In der Gerichtsverhandlung trägt der Staatsanwalt die volle Beweislast, im Verwaltungsverfahren dagegen Sie.

Prognose über zukünftiges Verhalten

Es gibt noch einen weiteren wichtigen Unterschied: Das Gericht interessiert sich in erster Linie für Ihre Vergangenheit, für das, was Sie (vielleicht) getan haben. Gegenwart und Zukunft sind allenfalls in der Weise interessant, dass Ihre jetzige Situation, Ihre künftigen Entwicklungschancen Einfluss auf das Strafmaß haben können (Freiheitsstrafe auf Bewährung bei günstiger Sozialprognose). Der MPU-Gutachter dagegen ist aufgefordert, eine Aussage über die Zukunft zu machen. Er soll die Wahrscheinlichkeit abschätzen, mit der Sie auch in Zukunft unter Alkoholeinfluss am Straßenverkehr teilnehmen werden. Die Betrachtung von Vergangenheit und Gegenwart ist ihm dabei nur ein Hilfsmittel.

Seine Aufgabe ist es nicht, Ihnen wegen Ihrer Vergangenheit, also konkret wegen Ihrer Trunkenheitsfahrt(en) Vorhaltungen moralischer Art zu machen. Tut er es dennoch, ist er ein schlechter – oder noch unerfahrener – MPU-Gutachter. Vorhaltungen sind in diesem Fall ja sinnlos: Was geschehen ist, das ist geschehen, niemand kann es mehr rückgängig machen. Die vom Gesetz dafür vorgesehene Strafe wurde lange Zeit vor der MPU bereits verhängt. Ginge man in erster Linie nach der Vergangenheit, dann müssten alle MPU-Gutachten negativ ausfallen, denn jeder, der zu einer MPU muss, hat eine belastete Vergangenheit. Der ausschließliche Blick auf die Vergangenheit ließe keinen Spielraum mehr für Unterscheidungen. Die ganze MPU wäre sinnlos. So gesehen – also juristisch oder moralisch – ist die Vergangenheit für Sie (und damit auch für den MPU-Gutachter) vorbei.

Die Auseinandersetzung mit der Vergangenheit

Wenn der Psychologe Sie bezüglich Ihrer Vergangenheit in ein hartes Verhör nimmt, so deswegen, um mit Ihnen zusammen möglichst klar herauszuarbeiten, was damals schief gelaufen ist, sodass es zur Trunkenheitsfahrt kam. Nur wenn Sie so schonungslos wie möglich die tieferen Ursachen Ihrer Trunkenheitsfahrt erkennen, haben Sie eine reelle Chance, für die Zukunft eine solche Erfahrung auszuschließen. Denn psychologisch gesehen ist Ihre Vergangenheit noch sehr lebendig, psychologisch gesehen stirbt die Vergangenheit niemals, sie verblasst allenfalls im Lauf langer Zeit allmählich. Der Volksmund kennt den Spruch: »Selbsterkenntnis ist der erste Weg zur Besserung«, die Psychoanalyse formuliert es so: *»Wer seine Vergangenheit nicht kennt, ist dazu verurteilt, sie zu wiederholen.«*

Das Erkennen der Ursachen

Wer mit Alkohol am Steuer erwischt worden ist und sich nun rechtschaffen dafür geniert, der neigt oft dazu, in dieser einen polizeilich entdeckten und gerichtlich verfolgten Trunkenheitsfahrt die Folge einer Kette von unglücklichen Zufällen zu sehen.

- Hätte damals Hein Petersen, der »Schnapskopf«, nicht im »Krug« gesessen, hätte ich nicht so viele Bier und Korn getrunken.
- Wäre damals meine Frau nicht krank gewesen, hätte sie mich abholen können.
- Hätte es damals nicht so fürchterlich gegossen, wäre ich die zwei Kilometer auch zu Fuß gegangen.

Der Führerscheinverlust – eine Verkettung unglücklicher Zufälle?

Und schließlich:

- Hätte das rechte Rücklicht gebrannt, so hätte die Polizei mich nicht angehalten.

Woraus folgt:

- Wäre nur eine von diesen vier Bedingungen anders gewesen, dann hätte ich heute meinen Führerschein noch und wäre nicht zu einer MPU vorgeladen.

Aber beantworten Sie sich die folgenden Fragen einmal ehrlich:

- Wie oft waren Sie schon am Samstagabend, sagen wir mal, in »feucht-fröhlicher Stimmung«?
- Wie oft sind Sie vor dem Führerscheinentzug schon »mit dichter Ladung« vom »Krug« weggefahren? (Und es saß nicht ausgerechnet Hein Petersen, der »Schnapskopf«, dort.)
- Wie oft haben Sie Ihre Frau nicht angerufen, obwohl es nötig gewesen wäre? (Und sie war nicht krank.)

- Wie oft schon sind Sie die zwei Kilometer nicht zu Fuß nach Hause gegangen, obwohl es nicht geregnet hat?
- Die wievielte Trunkenheitsfahrt war das wirklich, als man Sie beim letzten Mal erwischt hat?

Dass man Sie an genau diesem Tag unter genau diesen Umständen ertappt hat, war bestimmt ein dummer, unglücklicher Zufall; eine kleine Änderung im Ablauf dieses Tages und Ihr Führerschein wäre Ihnen nicht genommen worden. Aber: Wenn Sie vorhin ehrlich waren, werden Sie sehr wahrscheinlich entdeckt haben, dass Ihr Führerschein schon lange in Gefahr war, dass Ihr Führerscheinentzug damals im Grunde genommen längst »fällig« war. Denken Sie daran, was wir in einem früheren Kapitel gesagt haben: Auf jede gerichtlich bestrafte Trunkenheitsfahrt kommen ca. 1000 (!) unentdeckte.

> Hinter dem Trinken steckt – ebenso wie hinter dem Betrunken-Fahren – System. Ein Zwei-Promille-Fahrer kann unmöglich an diesem einen und einzigen Tag seines Lebens ganz ausnahmsweise soviel getrunken haben. Seine Hochleistung – Auto fahren mit zwei Promille ist eine Hochleistung – setzt vielmehr intensives, länger andauerndes »Training« voraus.

Der tägliche Umgang mit dem Alkohol ist entscheidend

Ihr Führerscheinentzug hat seine letzte Ursache nicht in diesem einen und einzigen Tag Ihres Lebens, sondern in Ihrer Art zu leben, zu trinken, mit Schwips und Rausch umzugehen. Auch bei Ihnen war diese eine – entdeckte – Trunkenheitsfahrt nicht nur ein dummer Zufall, sondern das Ergebnis einer langen Kette von falschen, d. h. falsch gelernten Verhaltensweisen.
Die Tatsache, dass die wahre Ursache tiefer liegt, ist auch der Grund, warum Ihr guter Wille alleine auf Dauer nicht ausreichen kann, eine neuerliche Trunkenheitsfahrt zu vermeiden.
Und genau deswegen interessiert sich der Psychologe so für Ihre Vergangenheit, obwohl ihm eigentlich nur an der Zukunft liegt. Genau das ist auch der Grund, warum man die »dicken Fische«, also die Zwei-Promille-Fahrer, überhaupt zur MPU schickt und warum die Einskommaeins-Promille-Sünder verschont bleiben.
Erinnern Sie sich noch an die Bemerkung des Verkehrspsychologen über den »trinkenden Fahrer« und den »fahrenden Trinker«?

»Wer mit 0,8 Promille Auto fährt, ist ein trinkender Fahrer, wer sich ab 1,6 Promille noch hinters Steuer setzen kann, muss dagegen ein fahrender Trinker sein.« Diese Bemerkung ist so hart, wie sie wahr ist.

Der Psychologe sucht nach Verhaltensänderungen

Dass Sie früher, d. h. zum Zeitpunkt Ihrer Trunkenheitsfahrt und geraume Zeit davor, mit Alkohol unkontrolliert umgegangen sind, weiß der Psychologe also. Er kann es auf die beschriebene Art und Weise aus den Vorinformationen über Sie schließen. Das ist vielleicht nicht angenehm für Sie. (Im übrigen ist es für niemanden angenehm, wenn er durchschaut wird.)

Dass Sie früher mit Alkohol Ihre Schwierigkeiten hatten, regt den MPU-Psychologen andererseits aber auch nicht sonderlich auf, er setzt es als selbstverständlich voraus. Ansonsten wären Sie nämlich gar nicht zu einer MPU erschienen. Das ist für Sie wiederum angenehm, es eröffnet Ihnen Chancen.

Der frühere Alkoholkonsum ist nicht entscheidend

Würde Ihr früherer unkontrollierter Alkoholkonsum negativ zu Buche schlagen, dann würde jeder MPU-Kandidat durchfallen, dürfte keine Zwei-Promille-Fahrer jemals wieder den Führerschein erhalten. Eine MPU wäre dann unsinnig, weil sich ein MPU-Proband, der ein positives Gutachten nach Hause trägt, in Bezug auf seine Vergangenheit nicht von einem Probanden unterscheidet, der ein negatives Gutachten bekommt.

Wodurch also – die Frage drängt sich auf – unterscheidet sich nun der »gute Proband« (mit positivem Gutachten) vom »schlechten Probanden«, der außen vor bleibt?

Wenn es die Vergangenheit nicht ist, kann es eigentlich nur die Gegenwart und – daraus folgend – die wahrscheinliche Zukunft sein. Der Psychologe bei der MPU betreibt nämlich eine so genannte »Veränderungsdiagnostik«. Er soll herausfinden, ob sich beim Probanden, d. h. bei Ihnen, bezüglich des Umgangs mit Alkohol seit der (letzten) Trunkenheitsfahrt etwas verändert hat und wenn ja, in welche Richtung diese Veränderung ging, wie tiefgreifend sie ist und – nicht zuletzt – wie lange diese Veränderung schon besteht.

Die Kernfrage: Hat sich seit der letzten Fahrt unter Alkohol bei Ihnen etwas geändert?

Aus der Summe dieser Informationen über Vergangenheit und Gegenwart kann der Psychologe dann Schlüsse auf die wahrscheinliche Entwicklung in der Zukunft ziehen.

Solange sich in Bezug auf Alkohol im speziellen und in Bezug auf die Lebensführung im Allgemeinen nichts geändert hat, bleibt die

Gefahr neuerlichen Alkoholmissbrauchs bestehen. Und solange weiterhin »Alkohol in missbräuchlicher Weise konsumiert« wird, kann es auf längere Sicht nicht funktionieren, Trinken und Fahren säuberlich zu trennen.

Ihre Alkoholvergangenheit ist dem Psychologen im Großen und Ganzen bekannt. Der Psychologe hält Ihnen diese Vergangenheit nicht vor. Er sucht vielmehr nach – möglichst weitgehenden – Veränderungen zwischen gestern und heute. Das positive Heute soll sich vom negativen Gestern möglichst »strahlend« und kontrastreich abheben. Dieser Kontrast ist dementsprechend schwächer und weniger eindrucksvoll, wenn Sie Ihre Vergangenheit allzu rosig und in gar zu hellem Licht darstellen.

Untaugliche Verteidigungsstrategien

Die »Ausrutscher«-Theorie

Die Ausrutscher-Theorie lautet sinngemäß: *Ich bin normalerweise ein sehr mäßiger Alkoholtrinker. Die Trinkmenge vor meiner Trunkenheitsfahrt war eine absolute Ausnahme, ein Ausrutscher.*

Unglaubwürdig: die Aussage vom Ausrutscher

Nach allem, was wir bisher über Alkohol, Alkoholwirkungen und vor allem über Alkoholgewöhnung gehört haben, ist eine solche Aussage aus dem Munde eines Zwei-Promille-Fahrers Unfug. Kein Psychologe, kein Arzt noch sonstwer, der sich (theoretisch) ein bisschen intensiver mit Alkohol befasst hat, wird eine solche Aussage glauben. Einem solchen Glauben steht sein gesamtes Fachwissen entgegen, außerdem die Erfahrung mehrerer systematisch beobachtender Forscher- und Praktikergenerationen.

Versuchen Sie gar nicht erst, mit der zu Unrecht sehr beliebten Ausrutscher-Theorie beim Psychologen einen »guten Eindruck« zu machen. Sie kommen damit nicht durch! Der Eindruck, den Sie damit beim Psychologen hinterlassen, ist denkbar schlecht.

Die »Hab-nichts-getrunken«-Theorie

Vor meiner Trunkenheitsfahrt habe ich wirklich nicht sonderlich viel getrunken. Die hohen BAK-Werte kann ich mir nicht erklären.

Alles, was wir im vorigen Kapitel gehört haben, gilt natürlich genauso für diese Variante der Legendenbildung. Vielleicht sogar noch verschärft, denn den BAK-Wert am Tag Ihrer aktenkundigen Trunkenheitsfahrt hat der Psychologe schwarz auf weiß vor sich liegen, da gibt es nichts zu interpretieren und zu deuteln, die Sache ist klar. 2,35 Promille (z. B.) benötigen nun mal eine erhebliche Menge Alkohol.

> Wenn Sie den an einem bestimmten Tag objektiv nachgewiesenen Alkoholkonsum ableugnen, kann Ihnen keiner mehr helfen.

Die »Änderung-nicht-nötig«-Theorie

Diese Theorie schließt sich oft unmittelbar an die »Ausrutscher«-Theorie an: *Auch früher habe ich nicht viel getrunken, die Trunkenheitsfahrt war ein bedauerlicher, unerklärlicher Ausrutscher. Jetzt trinke ich genauso wenig wie früher. Da alles nur ein Ausrutscher war, ist eine grundlegende Verhaltensänderung in Hinsicht auf Alkohol bei mir nicht nötig.*

Keine Aussicht auf Erfolg, da faktisch falsch

Diese Aussage ist zwar logisch richtig: Wenn die Voraussetzungen stimmen würden, dann wären die Schlüsse korrekt abgeleitet. Die Voraussetzungen stimmen aber nicht, wir wissen das inzwischen. Faktisch ist der Satz also falsch.

> Bei jedem Zwei-Promille-Fahrer ist eine Änderung bitter nötig. Alles andere ist gefährlicher Selbstbetrug.

Die »Radikale-Änderungs«-Theorie

Früher habe ich schon ein bisschen viel getrunken, seit dem Führerscheinentzug trinke ich aber gar nichts mehr. Mir reicht's. Kein Tropfen Alkohol kommt mir jemals mehr über meine Lippen.

Ein alkoholabstinentes Leben – das wäre z. B. mal eine Aussage, gegen die es wirklich nichts zu sagen gibt. Oder? Es gibt tatsächlich nichts dagegen zu sagen. Allerdings provozieren Sie durch eine solche Aussage einige Fragen durch den Psychologen. Fragen, deren

Beantwortung Ihnen schwer fallen wird, wenn Ihre Abstinenz nicht mehr ist als Gerede oder eine kurzfristige Änderung.

Nie wieder Alkohol?

Warum, wird der Psychologe z. B. fragen, leben Sie jetzt völlig abstinent, wo doch Alkohol an sich noch nie ein Problem für Sie war (beim letzten Teil der Frage wird er sich möglicherweise ein süffisantes Lächeln nicht verkneifen können)? Warum wollen Sie sich bis in alle Zukunft nicht mal mehr ein kleines, unschuldiges Bier, ein Gläschen Wein, einen Verdauungsschnaps gönnen? Dass Ihnen Bier/Wein/Schnaps schmeckt, weiß man ja von der Trunkenheitsfahrt her. Warum also wollen Sie künftig leben wie ein trockener Alkoholiker?

Mein Rat: Setzen Sie sich solchen Fragen nicht aus. Der Psychologe treibt Sie in die Enge. Der feste Entschluss zur Abstinenz einerseits und die Behauptung, noch nie im Leben sonderlich viel getrunken zu haben, passen nicht zusammen.

Nichts gegen Abstinenz, absolut nichts – damit wir uns recht verstehen. Ganz im Gegenteil. Aber eine Abstinenz, die Rückschlüsse auf Ihre Zukunft zulässt, die mehr sein soll als bloß ein Bückling vor der MPU, will überlegt sein. Da muss ein Plan dahinter stecken.

Abstinenz will geplant sein

Entweder ich nehme die Abstinenz als eine Art Übung, eine dicke Trennungslinie zwischen übermäßigem und »zivilem« Alkoholkonsum, oder ich will abstinent bleiben für alle Zeit, weil ich für alle Zeit abstinent bleiben muss. Weil ich – ja, weil ich Alkoholiker bin und mit Alkohol schließlich und endlich nicht umgehen kann.

Die »Alles-klar-kein-Problem«-Theorie

Das Aufhören, der plötzliche Verzicht auf jeglichen Alkohol ist mir ganz leicht gefallen. Ich hatte keinerlei Probleme damit – wie sie etwa ein Alkoholiker haben müsste (wie ja jeder weiß).

Eine solche Behauptung aufzustellen und dann hartnäckig zu vertreten, ist natürlich sehr verführerisch. Denn – bitte schön! – welchem Verdacht setze ich mich aus, wenn ich von erheblichen Schwierigkeiten beim Aufhören erzähle? Wird man mich dann nicht für einen Alkoholiker halten?

Einer solchen Überlegung liegt ein Missverständnis zu Grunde: »Schwierigkeiten beim Abgewöhnen« meint nicht dasselbe wie »Entzugserscheinungen«, also Zittern, Schweißausbrüche, Schlaflosigkeit, schlechte Laune. Das Aufhören mit dem maßlosen Trinken wird mir auch dann nicht leicht fallen, wenn ich (noch) nicht abhängig bin. Denn Gewohnheiten, schlechte Gewohnheiten sind hartnäckig. Wenn Sie sich über Jahre hinweg eingeschliffene Gewohnheiten, z. B. das späte Aufstehen als Student, plötzlich abgewöhnen (müssen) – weil Sie z. B. berufstätig sind –, dann wird Ihnen das nicht von heute auf morgen so ganz ohne Probleme gelingen.

Es wird natürlich schon gehen, weil es einfach gehen muss. Und genau davon geht der Psychologe auch aus. Wenn Sie früher ziemlich tief ins Glas geschaut haben, jetzt aber die Sache im Griff haben, dann ist auf dem Weg zwischen damals und heute einiges an Kampf passiert; dann muss einfach einiges passiert sein.

Für eine grundlegende Änderung muss man hart an sich arbeiten

So eine tiefgehende Änderung kann man nicht so locker aus dem Ärmel schütteln, man muss dafür arbeiten – an sich und seiner Trägheit arbeiten. Und wer das getan hat, der kann darüber auch etwas erzählen, etwas Konkretes, Handfestes.

Wer früher buchstäblich »gesoffen« hat, jetzt aber ein einziges Glas Bier zum Essen trinkt oder sich ganz zur Abstinenz durchgerungen hat, der wird nicht sagen:

- Seit acht oder neun (oder auch zehn) Monaten trinke ich nichts mehr.
- Ich habe von heute auf morgen aufgehört, einfach so, weil ich es wollte.
- Das Aufhören ging sehr leicht.

Nein, so wird er nicht sprechen. Wer einen solchen Erfolg über die eigene Trägheit geschafft hat, der kann eine Menge erzählen, der will in der Regel auch eine Menge erzählen, weil er nämlich stolz ist auf sich und seine Leistung. »Die Wahrheit« nämlich, sagt ein großer, deutscher Dichter, »ist konkret«. Und sie ist bunt und lebendig und voller Details. Wer wirklich mit dem Alkoholmissbrauch Schluss gemacht hat, weil er sich Gedanken gemacht hat, der

- weiß genau, wann er aufgehört hat (nicht das Datum vielleicht, aber die Umstände),
- weiß auch, warum er aufgehört hat,
- kann von Versuchungen und Anfechtungen erzählen, vielleicht auch von Rückschlägen.

Je bunter, lebendiger und also konkreter Ihre Schilderung ist, desto glaubhafter kommt sie beim Psychologen an.

Das Vertuschen

Die Wahrheit kann sehr peinlich sein

Ist der Psychologe – werden Sie vielleicht fragen – nicht ein bisschen kleinlich, wenn er die durchaus menschliche Tendenz, um einen »guten Eindruck« bemüht zu sein, so hart straft – nämlich durch ein negatives Gutachten? Warum ist der Psychologe eigentlich so erpicht darauf, dass Sie ihm in Bezug auf Ihre Vorgeschichte die volle Wahrheit erzählen? Kann er sich das denn nicht denken, dass Ihnen so etwas peinlich ist, dass Sie darüber vielleicht nicht reden wollen?

Sie haben Recht mit Ihrem Einwand. Es ist nicht einfach, einem wildfremden Menschen gegenüber von eigenen Fehlern und Problemen zu erzählen, lieber möchten wir uns alle so gut wie nur eben möglich darstellen. Der erfahrene MPU-Psychologe ist Ihnen auch nicht böse, dass Sie ihn anlügen. MPU-Psychologen sind abgebrüht, sie werden tagtäglich mit einer Unmenge von Halbwahrheiten überschüttet, sie nehmen diese Schummelei längst nicht mehr persönlich.

Die ganze Wahrheit sagen?

Um die moralische Seite von Wahrheit und Lüge geht es aber auch gar nicht, sie ist für den Psychologen uninteressant. So wie Sie vor Gericht als Angeklagter das selbstverständliche Recht haben, zu Ihren Gunsten die Unwahrheit zu sagen (ein Privileg, das kein anderer Prozessbeteiligter hat), so dürfen Sie auch in der MPU den Psychologen anlügen. Solange ein verständiger, erfahrener MPU-Psychologe den Eindruck hat, Sie selbst wissen ganz genau um die Wahrheit, Sie lügen lediglich ihn an, wird ihn das nicht sonderlich aufregen.

Dennoch bleibt es ein Minuspunkt für Sie, Sie tun sich nichts Gutes damit. Ein Minuspunkt deswegen, weil der Psychologe mit Ihnen nur sehr eingeschränkt ein vernünftiges Gespräch führen kann, solange Sie sich hinter bloßen Redensarten verstecken.

Sehr viel schlechter hingegen sieht es für Sie aus, wenn der Psychologe aus Ihren Äußerungen den Eindruck gewinnt, Sie glaubten das, was Sie da erzählen, Sie wären wirklich der Meinung, der Alkohol habe in Ihrem Leben, abgesehen von dem einen und einzigen Tag, keine nennenswerte Rolle gespielt. Dann müsste der Psychologe nämlich davon ausgehen, dass Sie sich selbst anlügen, dass Sie sich etwas vormachen über das wahre Ausmaß Ihrer Alkoholproblematik.

Eine solche Tendenz zur Verdrängung, zum Leugnen früherer hoher Trinkmengen, zum Verharmlosen, Beschönigen und Herunterspielen ist typisch für Menschen mit einem Alkoholproblem. Und zwar für ein aktuelles, derzeit noch nicht überwundenes Alkoholproblem. Wer noch an der Flasche hängt, will nicht sehen, dass er an der Flasche hängt, solange er sich für zu schwach hält, eine energische Umkehr einzuleiten.

Der Verdrängungsmechanismus

Denn würde er sich eingestehen, was wirklich los ist mit ihm, müsste er ja handeln. Zum Handeln fühlt er sich aber nicht stark genug. Also versteckt er sich hinter bequemem Selbstbetrug.

Wer hingegen in puncto Alkohol mit sich im Reinen ist, wer die Kraft zur tiefgehenden und dauerhaften Änderung in sich spürt, der wird sich der eigenen Vergangenheit stellen und sich eingestehen können, was bislang falsch gelaufen ist, der wird ganz genau wissen, was jetzt anders werden soll – oder schon anders geworden ist. So einfach das dem Außenstehenden erscheint, so extrem schwierig ist das für den Betroffenen.

Jetzt verstehen Sie auch, warum der MPU-Psychologe so furchtbar auf der »Wahrheit« beharrt: Es ist für ihn ein wichtiges diagnostisches Kriterium. Je problembewusster Sie sind, desto besser sind Ihre Chancen für eine dauerhafte Problemlösung.

Das Wichtigste in Kürze

Gehen Sie nicht unvorbereitet in die MPU, überschätzen Sie aber auch den Einfluss der Vorbereitung nicht. Eine schlechte oder fehlende *Vorbereitung* auf die MPU kann zu einem negativen Gutachten führen, obwohl bei Ihnen eigentlich die Voraussetzungen für ein positives Gutachten vorlägen.

Vorbereitung ist ratsam, aber nicht ausschlaggebend

Aber jede noch so gute Vorbereitung auf die MPU kann Ihnen dann nicht helfen, wenn Sie die Voraussetzungen für ein positives Gutachten nicht einmal in Ansätzen erfüllen, d. h. wenn Sie immer noch leere Phrasen dreschen.

Oder noch kürzer: Schlechte Vorbereitung kann Ihnen alles verderben. Gute Vorbereitung alleine wird Sie kaum retten, wenn sich sonst bei Ihnen nichts verändert hat.

Die *Leistungstests* im Rahmen der Fahreignungsbegutachtung sind schwierig, die Anforderungen an Sie aber auch gering. Und wenn gar nichts mehr geht, bleibt immer noch der Fahrtest.

Sie sollten vor der MPU wissen, dass Ihre *Leberwerte* in Ordnung sind. Lassen Sie also diese Werte bereits vom Hausarzt bestimmen.

Ihre relevanten Leberwerte – Gamma-GT, GOT, GPT sowie MCV – sollten zum Zeitpunkt der Begutachtung allesamt innerhalb des medizinischen Normbereichs liegen. Ist dies nicht der Fall, so sollten Sie entweder eine harmlose Erklärung – in Form eines ausführlichen und stichhaltig argumentierenden ärztlichen Attestes – haben oder gar nicht erst (zu diesem Zeitpunkt) zur MPU antreten.

Leberwerte im Normalbereich

Es gilt aber auch: Erhöhte Leberwerte sind ein Hinweis auf Alkoholmissbrauch, während normale Leberwerte aktuellen Alkoholmissbrauch keineswegs ausschließen. Erhöhte Leberwerte belasten Sie in jedem Fall, normale Leberwerte entlasten Sie nicht unbedingt.

Sie sollten sich vorher gut überlegen, was Sie zu welchem Thema bei der MPU sagen wollen. Prinzipiell sollten Sie bei der *Wahrheit* bleiben. Weichen Sie davon nur ab, wenn es unbedingt nötig ist. Ihre »Lügengeschichte« müssen Sie allerdings mindestens so gut kennen wie die Wahrheit.

Der Psychologe geht sehr gut vorbereitet in das *Untersuchungsgespräch.* Er weiß sehr viel über Sie und Ihre Vorgeschichte. Rechnen Sie mit diesem Wissen, hoffen Sie nicht auf die Schlamperei der Führerscheinstelle. Jede falsche und unvollständige Angabe wird sich – wenn sie als bewusstes Verschweigen oder Lüge erkannt wird – gegen Sie richten.

Es ist von Vorteil für Sie, Ihre *Deliktvorgeschichte* sehr gut und sicher im Kopf zu haben. Notieren Sie daher vor der MPU alle Einzelheiten. Denn: Sie sollten die Details Ihrer Vorgeschichte mindestens so gut parat haben wie der Psychologe.

Die aktenkundigen Informationen nicht abstreiten

Die *Informationen aus den Akten* über Sie sind für den Psychologen sehr aufschlussreich. Er kann daraus sehr weitreichende Schlüsse ziehen. Stellen Sie sich darauf ein. Streiten Sie keine Sachverhalte ab, von denen der Psychologe weiß – nicht nur vermutet –, dass sie existieren. Hinter jeder Zwei-Promille-Fahrt steckt *Alkoholmissbrauch,* hinter jedem Alkoholmissbrauch steckt System. Ein Zwei-Promille-Fahrer kann unmöglich an diesem einen Tag seines Lebens – ganz ausnahmsweise – so viel getrunken haben. Eine Autofahrt mit zwei Promille setzt intensives »Training« voraus.

Gehen Sie davon aus, dass der Psychologe genau weiß, dass Sie früher viel Alkohol getrunken haben. Leugnen Sie das nicht aus falscher Schamhaftigkeit ab, verharmlosen Sie es auch nicht. Stehen Sie dazu. Alles andere ist für Sie der sicherste Weg zu einem negativen Gutachten. Denn: Ihre *Alkoholvergangenheit* ist dem

Psychologen im Großen und Ganzen bekannt. Er hält Ihnen diese Vergangenheit jedoch nicht vor, sondern sucht vielmehr nach – möglichst weitgehenden – *Veränderungen zwischen gestern und heute*. Das positive Heute soll sich vom negativen Gestern möglichst kontrastreich abheben. Dann sind Ihre Erfolgsaussichten recht gut.

Der Psychologe weiß mehr, als Sie denken

Haben Sie den Mut, von Ihren Bemühungen um Änderung zu erzählen. Schildern Sie diese Anstrengungen in allen Einzelheiten. Je lebendiger und konkreter Ihre Schilderung ist, desto glaubhafter kommt sie beim Psychologen an.

Stellen Sie auch eventuelle Rückschläge und Versuchungen dar, denn auch sie gehören zu einer echten Umkehr. Die Beschreibung von Rückschlägen und Versuchungen zeugt von *Problembewusstsein,* der Fähigkeit zur *Selbstbeobachtung*. Je problembewusster Sie sind, desto besser sind Ihre Chancen auf eine dauerhafte Problemlösung. Je besser Ihre Chancen auf eine dauerhafte Problemlösung sind, desto besser sind Ihre Chancen in der MPU.

Wenn das Gespräch beim Psychologen sich dem Ende zuneigt, dann sollten Sie versuchen, etwas vom Ergebnis zu erfahren. Fragen Sie einfach, ob er jetzt schon etwas Konkretes sagen kann.

Sagt der Psychologe Ihnen die Wahrheit über das Ergebnis?

Ist Ihr Fall klar, und ist Ihr Psychologe einer von der entscheidungsfreudigen Sorte, dann bekommen Sie jetzt sofort eine eindeutige Antwort. Seien Sie allerdings nicht enttäuscht, wenn dies nicht der Fall ist, wenn Sie zu diesem Zeitpunkt noch keine brauchbare Antwort bekommen. Das mag daran liegen, dass sich der Psychologe vor einer Entscheidung drücken will, dass er Ihnen nicht direkt sagen will, dass es schlecht steht. Es kann aber auch heißen, und d. h. es oft, dass der Psychologe selber noch nicht genau weiß, wie er sich entscheiden wird. Es können ihm noch Informationen fehlen (z. B. die Leberwerte), er möchte vor einer Entscheidung vielleicht noch einmal seine Aufzeichnungen im Zusammenhang lesen.

Wenn er keine Antwort geben will, bitten Sie ihn wenigstens um eine »Trendmeldung«. Bleibt er immer noch undurchdringlich und will sich auf gar nichts festlegen lassen, dann akzeptieren Sie das. Sie kriegen dann sowieso keine brauchbare Antwort und riskieren höchstens, dass eine Entscheidung, die auf der Kippe steht, zu Ihren Ungunsten ausfällt.

Nach der MPU

Nun haben Sie endlich die medizinisch-psychologische Untersuchung hinter sich. Vielleicht haben Sie das Ergebnis noch an Ort und Stelle erfahren, vielleicht müssen Sie jetzt erst einmal geraume Zeit darauf warten. Irgendwann aber wird der Bescheid kommen – und was dann?

Die Bedeutung des Gutachtens

Im vorderen Buchteil war davon die Rede, dass nach dem Gesetz zwar die Verwaltungsbehörde und niemand sonst über die Erteilung eines Führerscheins entscheidet, dass sich in der Praxis aber – bis auf wenige Ausnahmen – die amtliche Entscheidung eng an das Gutachten anlehnt. De facto ist also in den allermeisten Fällen doch der Gutachter die entscheidende Person.

Wenn die Verwaltungsbehörde das Gutachten nicht akzeptiert

Es ist nicht sehr wahrscheinlich, aber es kann passieren, dass die Verwaltungsbehörde das von Ihnen vorgelegte Gutachten nicht akzeptiert und nach eigenem Ermessen anders entscheidet – in die eine oder andere Richtung. Das kann mehrere Ursachen haben:

- Sie sind bei der Behörde persönlich bekannt, dort weiß man, dass Sie, entgegen allen Ausführungen des negativen Gutachtens ein zuverlässiger Mensch sind. Man wird es in diesem Fall riskieren, Ihnen trotzdem den Führerschein zu geben.
- Sie sind bei der Behörde persönlich bekannt, dort weiß man, dass Sie, entgegen allen Ausführungen des Gutachtens, ein »notorischer Trinker« waren und immer noch sind. Man wird Ihnen den Führerschein trotz eines positiven Gutachtens nicht geben wollen.
- Das Gutachten ist nach Meinung der Behörde nicht schlüssig genug, die Eignungszweifel sind damit nicht ausgeräumt. In so einem (seltenen) Fall sollten Sie eine Nachbesserung des Gutachtens verlangen, notfalls auch eine ergänzende Begutachtung.

In der Regel aber wird es so sein, dass die Verwaltungsbehörde das Gutachten akzeptiert und nach dessen Empfehlung entscheidet.

Das positive Gutachten

Der letzte Schritt: den Führerschein abholen

Ist Ihr Gutachten positiv ausgefallen, dann ist für Sie vorerst alles in Ordnung. Die Formalitäten für den Wiedererhalt des Führerscheins haben Sie schon vor der MPU erledigt, sodass Sie jetzt nur noch mit dem übersandten Gutachten zur Verwaltungsbehörde gehen müssen, um sich dort Ihren Führerschein abzuholen. Wenn Sie Wartezeiten vermeiden wollen, dann rufen Sie vorher bei der Behörde an, informieren den Sachbearbeiter vom positiven Ergebnis. Er kann Ihnen den neuen Führerschein dann bereits ausstellen. Worauf es nun bei Ihnen ankommt, ist, dass Sie Ihren Führerschein auch behalten.

Das Gutachten mit Kurszuweisung

Was bedeutet die Kursempfehlung?

Einerseits ist der Gutachter zwar der Meinung, dass die Eignungszweifel zum jetzigen Zeitpunkt weiter bestehen, andererseits glaubt er jedoch, dass sich diese Eignungsmängel durch einen Nachschulungskurs für alkoholauffällige Kraftfahrer beheben lassen. Eine Kursempfehlung im Gutachten bedeutet für Sie zum einen, dass weitere kostbare Zeit verstreicht, bis Sie endlich Ihren Führerschein zurückerhalten, und dass durch so einen Nachschulungskurs weitere Ausgaben auf Sie zukommen, denn solche Kurse sind nicht billig. (Die Kosten belaufen sich auf 800 bis 1 000 DM. Tageskurse sind zwar günstiger als Kurse am Abend oder samstags, »kosten« Sie aber vier bis sechs Urlaubstage.)

Zum anderen aber – und auch das sollte man sehen – bedeutet eine Kurszuweisung für Sie, dass Sie Ihren Führerschein wiederbekommen. Nicht sofort, aber immerhin ohne weitere Überprüfung Ihrer Fahreignung. Die Zeit der Ungewissheit, des bangen Hoffens, ist damit für Sie vorbei.

Hinweise für den Behördenbesuch

Auch dann gehen Sie natürlich mit dem übersandten Gutachten zur Führerscheinstelle und besprechen dort den weiteren Verfahrensablauf. Noch *vor* Ihrem Besuch bei der Behörde rufen Sie aber bei der für Sie günstig gelegenen Begutachtungsstelle für Fahreignung an und vereinbaren einen Termin für einen solchen Kurs. Diese Reihenfolge – erst die BfF und dann das Amt – ist zweckmäßig. Denn die Nachschulungskurse sind begehrt und die Wartezeiten entsprechend lang. Aus diesem Grund empfiehlt es sich, möglichst

frühzeitig einen Fuß in die Tür – d. h. einen Termin für den Kurs – zu bekommen.
Nach dem Anruf gehen Sie zur Führerscheinbehörde, geben dort das Gutachten ab und stellen klar, dass die Führerscheinstelle dieses Gutachten akzeptiert, Sie also nach Ende des Kurses Ihren Führerschein wiederbekommen.
Die Behörde hat, wir sprachen schon davon, durchaus die Möglichkeit, von der Entscheidung des Gutachtens abzuweichen, wird dies aber in den seltensten Fällen tatsächlich tun, vor allem nicht zu Ihren Ungunsten.
Wenn die Behörde mit dem Gutachten unzufrieden ist, dann wird sie allenfalls eine Nachbesserung verlangen. So gesehen ist Ihre Nachfrage eher eine Formalität, nennenswerte Schwierigkeiten mit der Behörde dürfte es bei diesem fortgeschrittenen Stand der Dinge nicht mehr geben.

Die Nachschulungskurse

In der Bundesrepublik Deutschland werden mehrere solcher Kurse angeboten, überwiegend natürlich vom TÜV, aber auch von privater Seite. Die bekanntesten, weil häufigsten Kursangebote sind:

Anbieter von Nachschulungskursen

- ALFA – Nachschulung für alkoholauffällige Fahranfänger, Träger: Gesellschaft für Ausbildung, Fortbildung und Nachschulung (AFN)
- IRAK – Individualpsychologische Rehabilitation alkoholauffälliger Kraftfahrer, Träger: Gesellschaft für Ausbildung, Fortbildung und Nachschulung (AFN)
- LEER – Kurse für alkoholauffällige Kraftfahrer, Träger: Technische Überwachungsvereine (TÜV).

Für Sie sind die Unterschiede dieser Kurse relativ unerheblich, Sie haben ein Interesse daran, schnell und billig an Ihren Führerschein zu kommen. Sie werden sich für den Kurs entscheiden, der möglichst nahe an Ihrem Wohnort stattfindet und für den Sie einen baldigen Termin bekommen.
Verwechseln Sie diese von der Begutachtungsstelle »verordneten« Nachschulungskurse nicht mit den Vorbereitungskursen, die in den Zeitungen angeboten werden (an anderer Stelle haben wir uns ausführlich damit beschäftigt).

Die in den Zeitungen inserierten privaten Beratungsangebote mögen so seriös und fachkundig sein wie auch immer, sie sind und bleiben unverbindliche Angebote, in deren Rahmen Sie etwas lernen oder nicht. Einen Einfluss auf die Entscheidung der Behörde hat Ihre Teilnahme an solchen Kursen aber nicht.

Nachschulungskurse müssen amtlich anerkannt sein

Ganz anders liegen die Dinge bei den oben genannten Nachschulungskursen ALFA, IRAK und LEER. Diese Kurse sind amtlich anerkannte Schulungsmaßnahmen. Sie mögen auch in diesen Kursen etwas lernen oder nicht (das hängt immer auch von Ihnen selber ab); der Unterschied besteht darin, dass der bloße – bescheinigte – Besuch eines solchen Kurses in den Augen der Behörde die Eignungszweifel zerstreut.

Wäre dies nicht der Fall, wäre also die Verwaltungsbehörde in Ihrem Fall der Meinung, ein solcher Kurs reiche nicht aus, Ihre Fahreignung wiederherzustellen, dann wird man es Ihnen sagen, wenn Sie das Gutachten vorlegen. Lässt Sie die Behörde jedoch in den Kurs gehen, dann heißt das für Sie auch, dass Sie nach dem Kurs – mit der Teilnahmebescheinigung in der Hand – den Führerschein wiederbekommen.

Die Anforderungen der Nachschulungskurse

Kann man beim Kurs durchfallen?

Solche Kurse dauern in der Regel vier bis sechs Wochen, wobei (meistens) einmal pro Woche eine zwei- bis dreistündige Sitzung stattfindet. Befürchtungen, Sie könnten einen solchen Kurs wegen mangelhafter Auffassungsgabe oder wegen nachlassender Lernfähigkeit nicht schaffen, brauchen Sie dabei nicht zu haben. Am Ende eines solchen Kurses werden Sie keine Abschlussarbeit über den gelernten Stoff schreiben, es wird auch keine mündliche Prüfung – etwa in Form einer neuerlichen MPU – mehr geben. Wenn Sie einmal im Kurs sind, dann sind Sie drin, dann können Sie nur noch durch grobes Fehlverhalten Ihre Chance auf den Führerschein zunichte machen. Was man im Kurs von Ihnen verlangt, ist letztlich die Einhaltung einiger formaler Spielregeln:

Anforderungen an die Kursteilnehmer

Regelmäßigkeit. Sie müssen regelmäßig an den Kurssitzungen teilnehmen, d. h. Sie dürfen keinen Termin versäumen. Sind Sie krankheitshalber oder aus Gründen, die Sie nicht selbst zu verantworten haben, verhindert, so müssen Sie dies durch ein Attest des Arztes (oder Arbeitgebers oder wer sonst dafür infrage kommt) belegen. Für den neuen Kurs, den Sie leider von Anfang an besuchen müssen, brauchen Sie keine zweite Gebühr mehr zu zahlen.

Pünktlichkeit. Sie müssen pünktlich zu den Kurssitzungen erscheinen. Diese Bedingung sollten Sie ernst nehmen, einige Kursleiter sind hier zwar recht großzügig (weil selber nicht die Allerpünktlichsten), andere dagegen sehr pingelig. Sollten Sie aus wirklich triftigen Gründen am pünktlichen Erscheinen verhindert sein, so brauchen Sie in der Regel eine Bescheinigung (z. B. über eine Zugverspätung). Fragen Sie am besten in der ersten Kurssitzung, welche Anforderungen Ihr Kursleiter an Atteste und dergleichen stellt, was er akzeptiert und was nicht.
Mitarbeit. Sie müssen in den Kurssitzungen im Rahmen Ihrer Möglichkeiten mitarbeiten. Manche Teilnehmer mögen die gestellten Aufgaben besser erledigen als Sie, andere mögen sich an den Gesprächen lebhafter beteiligen; wichtig für den Kursleiter ist lediglich, dass bei Ihnen der gute Wille zur Mitarbeit erkennbar ist. Die bloße körperliche Anwesenheit genügt natürlich nicht.
Offenheit. Diese Kurse dienen schwerpunktmäßig nicht der Wissensvermittlung, sondern der psychologischen Aufarbeitung eines Verhaltensproblems. Das setzt ein gewisses Maß an Offenheit voraus. Man erwartet also von Ihnen, dass Sie über die angeschnittenen, oft weit in den persönlichen Bereich hineinspielenden Themen die Wahrheit sagen.

Mut zur offenen Aussprache

Erschrecken Sie jetzt nicht: Der Psychologe, der Ihren Kurs leitet, weiß natürlich, dass Offenheit schwer ist, dass es dazu erheblicher Anstrengung bedarf, dass man Offenheit vor allem nicht kommandieren kann. Niemand verlangt von Ihnen, dass Sie in Gegenwart von sieben bis elf fremden Menschen Ihre intimsten Geheimnisse ausplaudern. Aber Sie sollten sich im Kurs doch ernsthaft um Ehrlichkeit und Aufrichtigkeit bemühen. Ehrlichkeit kann im Zweifelsfall auch bedeuten, dass Sie deutlich Ihre Grenzen zeigen, wenn Ihnen die Neugier des Kursleiters oder der anderen Teilnehmer zu weit geht. Sie stellen klar, dass Sie über dieses Thema nichts weiter erzählen wollen. Eine solche klare Grenzziehung wird vom Kursleiter akzeptiert. Sie ist für die psychologische Arbeit im Kurs sehr viel fruchtbarer und besser als irgendwelche erfundenen Geschichten, die sie sich ausdenken, um Ehrlichkeit und Offenheit nur vorzutäuschen.
Vertraulichkeit. Damit in einem solchen Rahmen auch über persönliche Dinge offen gesprochen werden kann, ist Vertraulichkeit unbedingt nötig. Man erwartet, dass Sie Informationen über andere Kursteilnehmer, die Sie im Rahmen eines solchen Kurses erhal-

ten, nicht nach außen tragen, also im Bekanntenkreis ausplaudern. Zu dieser Vertraulichkeit müssen Sie sich vor Kursbeginn schriftlich verpflichten.

Pflicht zur Verschwiegenheit

Diese Pflicht zur Verschwiegenheit gilt auch für den Psychologen, der den Kurs leitet. Er ist jetzt in einer ganz anderen Rolle als seinerzeit bei der MPU. Damals hatten Sie ihn von seiner Schweigepflicht entbunden, er musste das, was er über Sie aus Akten und Gespräch erfahren hat, an Dritte, also an die Führerscheinstelle, weitergeben. Jetzt ist er wieder ganz Psychologe, jetzt darf er das, was er von Ihnen im Kurs erfährt, nicht an Außenstehende weitergeben – vor allem nicht an die Führerscheinstelle.

Alkoholabstinenz am Kurstag

Die Nachschulungskurse beschäftigen sich mit dem Thema Alkohol. Eine sehr wichtige Kursregel besagt deshalb, dass Sie am Kurstag keinen Alkohol konsumieren dürfen, dass Sie auch keinen Restalkohol vom Vortag mitbringen dürfen.

Nehmen Sie bitte diese Regel sehr, sehr ernst. Die Einhaltung dieser Regel wird routinemäßig mindestens einmal im Laufe des Kurses mit Geräten zur Messung der Atem-Alkoholkonzentration überprüft. Bei entsprechendem Verdacht (sprich: »Fahne«, glasige Augen usw.) kann auch mehrmals geblasen werden. Eine Promillegrenze gibt es dabei nicht, die geringste Menge Alkohol reicht aus, Sie vom Kurs auszuschließen. Alkoholgenuss am Kurstag ist im Übrigen der bei weitem häufigste Grund, warum manche Teilnehmer vom Kurs ausgeschlossen werden.

Kursausschluss bei Verstoß gegen die Regeln

Die Kurse dauern vier bis sechs Wochen, die Sitzungen finden wöchentlich statt. Eine Abschlussprüfung gibt es nicht.
Der Kurserfolg ist garantiert, wenn Sie sich an folgende Spielregeln halten:
Sie müssen regelmäßig teilnehmen.
Sie müssen pünktlich erscheinen.
Sie müssen mitarbeiten, so gut es geht.
Sie müssen offen und ehrlich sein.
Sie müssen die Vertraulichkeit wahren.
Sie dürfen keinen Alkohol im Blut haben.

Offenheit während der Kurse

Wenn Sie dieser Ratgeber schon bei der MPU zur größtmöglichen Offenheit und Ehrlichkeit aufgefordert hat, so gilt dies umso mehr natürlich für den anschließenden Kurs. Prinzipiell sollten Sie in einem solchen Kurs offen und ehrlich sein, denn sonst rauscht der Kurs – für den Sie schließlich teures Geld bezahlen – sinn- und folgenlos an Ihnen vorbei. Bevor der Kurs beginnt, müssen Sie ein Merkblatt unterschreiben. Sie bestätigen mit Ihrer Unterschrift:

- dass Sie die *Kursregeln* zur Kenntnis genommen haben,
- dass Sie bereit sind, sich an diese Regeln zu halten,
- dass Sie die Folgen einer Regelverletzung akzeptieren.

Ein wichtiger Passus im Kursvertrag

In diesen Kursvereinbarungen (»Kursvertrag«) ist ein Passus enthalten, in dem es heißt, dass ein Teilnehmer auch dann ausgeschlossen werden kann, wenn erst im Lauf des Kurses Tatsachen bekannt werden, die eine Fahreignung des Teilnehmers ausschließen, wenn also der Teilnehmer gar nicht erst am Kurs hätte teilnehmen dürfen, wären dem Psychologen diese Tatsachen bei der Untersuchung schon bekannt gewesen.

Eine solche eignungsausschließende Tatsache ist z. B. Alkoholismus oder derzeitiger exzessiver Alkoholkonsum. Erzählen Sie also allzu freimütig von übermäßigem Alkoholgenuss noch in jüngster Zeit, so kann Ihnen der Kursleiter die Kursbescheinigung verweigern, d. h. mit der Offenheit ist es so eine Sache.

Die einzelnen Begutachtungsstellen handhaben diese Regelung in der Praxis allerdings recht unterschiedlich. Es gibt Kursleiter, die betonen vor allem ihre Verantwortung für die allgemeine Verkehrssicherheit. Vor dem Hintergrund dieser Verantwortung ist es unvertretbar, sagen sie, einem Teilnehmer, von dem man aus den im Kurs erhaltenen Informationen weiß, dass er mit hoher Wahrscheinlichkeit wieder betrunken Auto fahren wird, den Führerschein erneut zu geben. Dieses Argument hat einiges für sich.

Wann ist der Kurs erfolgreich?

Andere Kursleiter hingegen meinen, dass ein solcher Kurs nur dann erfolgreich sein kann, wenn alle Kursteilnehmer offen und ehrlich mitarbeiten. Peinlichkeitsvorbehalte oder strategische Rücksichtnahmen dürfen das Verhalten der Teilnehmer nicht mehr beeinflussen. Lieber nimmt man es in Kauf, sagen diese Kursleiter, dass ein offensichtlich Ungeeigneter doch noch »durchrutscht« und den Führerschein wiederbekommt, als dass sämtliche Kursteilnehmer deshalb wenig für sich lernen, weil jeder bemüht ist, nur ja nicht zu viel von seiner Person preiszugeben. Man kann nicht wirklich zum Kern des Problems vorstoßen, solange man durch die Ausschlussdrohung weiterhin der »Feind« des Probanden bleibt. Auch dieses Argument ist schwer zu entkräften.

Wie ist der Kursleiter einzuschätzen?

Klopfen Sie sicherheitshalber gleich zu Anfang des Kurses ab, welche Art von Kursleiter Sie vor sich haben. Klären Sie – und zwar nicht in der Pause, sondern in der Sitzung vor allen Teilnehmern – mit dem Kursleiter ab, unter welchen Umständen er eine Teilnahmebescheinigung verweigern wird. Fangen Sie so kurz vor dem Ziel keinen Streit mehr an. Wenn Ihr Kursleiter die harte, ordnungspolitische Linie vertritt, dann nehmen Sie seine Antwort am besten kommentarlos zur Kenntnis. Handeln Sie dann entsprechend, schränken Sie Ihre Mitteilsamkeit besser etwas ein.

Offenheit ist für einen solchen Kurs wichtig, kann für Sie aber auch gefährlich werden. Klären Sie bei Kursbeginn ab, wann Ihr Kursleiter die Teilnahmebescheinigung verweigern wird, und handeln Sie dann entsprechend.

Haben Sie schließlich alle Kurstermine absolviert, so erhalten Sie eine Teilnahmebescheinigung, mit der Sie – wie mit einem positiven Gutachten – zur Führerscheinstelle gehen können, um sich dort den ersehnten Schein abzuholen.

Die Folgen einer neuerlichen Trunkenheitsfahrt

Die »Hintertür« zum Führerschein

So ein Nachschulungskurs für alkoholauffällige Kraftfahrer ist für Sie momentan die große Chance, er ist dabei das Hintertürchen zum Führerschein. Langfristig gesehen gehen Sie mit dem Kursbesuch aber auch eine große Verpflichtung ein; man wird Sie in Zukunft daran messen. Sollten Sie jemals wieder mit Alkohol am Steuer auffällig werden und – natürlich – erneut zu einer MPU müssen, dann wird man Ihnen den früheren Kursbesuch ganz entschieden vorhalten.

»Dieser Mensch«, wird man sagen, »hatte schon einmal die Chance, sein Fehlverhalten durch Kursteilnahme aufzuarbeiten, ihm sind die Folgen von Alkohol am Steuer ganz nachhaltig vor Augen geführt worden, trotzdem ist er rückfällig geworden. Ein positives Gutachten kann man nicht mehr schreiben, ein erneuter Kursbesuch wäre aber ebenfalls Unsinn, denn er hat das in ihn gesetzte Vertrauen auf seine Lernfähigkeit schon einmal enttäuscht.«

Schlechte Chancen bei einem Rückfall

Bei einem Rückfall nach Kursbesuch haben Sie – man kann es nicht zartfühlend umschreiben – äußerst schlechte Erfolgsaussichten. Der Weg zum nächsten Führerschein wird für Sie sehr lang und sehr, sehr mühsam. Stellen Sie sich darauf jetzt schon ein.

> Betrunken fahren nach einem Kurs ist in den Augen eines MPU-Gutachters die »Todsünde« schlechthin, denn dieses Verhalten zeigt sehr deutlich, wie unbelehrbar und auch abhängig vom Alkohol der Teilnehmer ist.

Das negative Gutachten

Wenn Sie diesen Ratgeber aufmerksam und mit einiger Bereitschaft zur Verhaltensänderung gelesen haben, so haben Sie damit die Wahrscheinlichkeit für sich erhöht, ein positives Gutachten oder wenigstens eine Kurszuweisung zu bekommen. Eine Garantie aber kann Ihnen natürlich niemand geben. Auch wenn die erwähnten Beratungsinstitute Ihnen noch so vollmundig versprechen, man würde Ihnen »zuverlässig helfen«. Mit einem negativen Gutachten ist leider immer zu rechnen.

Das negative Gutachten, das Sie jetzt bekommen haben, ist für Sie ärgerlich. Es wirft Sie zurück, aber es braucht Sie nicht aus der Bahn zu werfen. Auch ein negatives Gutachten bedeutet nicht das Ende aller Wege.

Sie haben das Verfügungsrecht am Gutachten

Wenn sich Ihr erster Zorn, Ihre erste große Enttäuschung gelegt hat, dann rufen Sie sich bitte ins Gedächtnis zurück, was wir über Ihre Rechte am Gutachten gelernt haben: Sie waren der Auftraggeber des Gutachtens, Sie hatten mit der Begutachtungsstelle für Fahreignung einen Werkvertrag abgeschlossen, Sie haben demnach jetzt auch die vollen Rechte an der erbrachten Leistung, sprich: dem über Sie erstellten MPU-Gutachten.

Das Gutachten ist also Ihr Eigentum, über das Sie nach Belieben verfügen können. Sie sind damit – logischerweise – auch der Eigentümer der im Gutachten enthaltenen Information. Anderslautende Hinweise können Sie getrost ignorieren.

Lesen Sie das Gutachten, das Sie sich bestimmt an die eigene Adresse haben zuschicken lassen, sorgfältig durch. Es werden vermutlich eine Menge unangenehmer Einzelheiten über Sie drinstehen – Einzelheiten, von denen Sie nicht so gerne möchten, dass sie in einer amtlichen Akte festgehalten werden. Das können Sie auch ohne größere Mühe verhindern, denn Sie wissen ja: Sie müssen ein negatives Gutachten nicht bei der Verwaltungsbehörde abgeben.

Das Einbehalten des von Ihnen in Auftrag gegebenen und bezahlten Gutachtens ist Ihr gutes Recht. Sie dürfen deshalb durch die Verwaltungsbehörde keinerlei Nachteile erleiden.

Damit Sie sich nicht wundern: Es kann Ihnen durchaus passieren, dass Ihnen ein Beamter der Führerscheinstelle in dieser Hinsicht etwas anderes erzählt, teils aus Unkenntnis, teils aber auch, um unsichere – und deswegen leicht zu beeindruckende – Leute einzuschüchtern. Lassen Sie sich nicht verunsichern, Sie kennen Ihre Rechte.

Wie soll man auf ein negatives Gutachten reagieren?

Das negative Gutachten sollten Sie also – im Regelfall, wir kommen gleich auf die Ausnahme zu sprechen – nicht aus der Hand geben. Was aber sollten Sie statt dessen tun? Sie haben mehrere Möglichkeiten, darauf zu reagieren.

Das Gutachten nicht akzeptieren

Sind Sie der wohl begründeten Meinung, das MPU-Gutachten würde Ihnen unrecht tun, was da drinstehe, werde Ihnen und Ihrem Verhältnis zum Alkohol absolut nicht gerecht, dann haben Sie jetzt die Möglichkeit, sich dagegen zu wehren. Sie können

- auf dem Rechtsweg gegen die Entscheidung vorgehen,
- ein »Kontrastgutachten« beantragen oder gar
- ein »Obergutachten« erstellen lassen.

Den Rechtsweg beschreiten

Voraussetzungen für einen Rechtsstreit

In einem Rechtsstaat können Sie gegen jede Verwaltungsentscheidung Rechtsmittel einlegen, d. h. auf juristischem Weg gegen diese Entscheidung angehen. Voraussetzung für das Beschreiten des Rechtsweges ist, dass erst einmal eine Verwaltungsentscheidung getroffen werden muss. Das Gutachten selbst ist – wie wir bereits wissen – noch keine verbindliche Entscheidung, sondern lediglich eine sachverständige Empfehlung für die Behörde.

Damit die Behörde einen solchen – wie es im Sprachgebrauch der Verwaltungsjuristen heißt – »rechtsmittelfähigen Versagungsbescheid« erlassen kann, ist es notwendig, dass Sie das Gutachten bei der Behörde abgeben. Erst dann kann ein solcher Bescheid sinnvollerweise erlassen werden.
Bestehen Sie hingegen auf einer Entscheidung ohne Gutachten, dann gäbe es eine Situation wie vor dem Gutachten. Die Behörde hätte Eignungszweifel, diese Eignungszweifel wären deshalb noch nicht ausgeräumt, weil die notwendige Information, sprich: das MPU-Gutachten fehlt. Sie merken, wo der Hase im Pfeffer liegt. Geben Sie das Gutachten jetzt nicht ab, dann ist Ihr Rechtsweg völlig ohne Chancen. Geben Sie das Gutachten hingegen ab, so liegt es – samt allen darin enthaltenen Informationen – nicht nur bei den Verwaltungs-, sondern auch bei den Gerichtsakten.

Überlegungen vor dem Beschreiten des Rechtsweges

Das Beschreiten des Rechtsweges sollten Sie sich also vorher gut überlegen. Auch deshalb, weil Ihre Chancen, auf diesem Weg wieder zu Ihrem Führerschein zu kommen, sehr schlecht sind. Bedenken Sie auch, dass ein solches Widerspruchsverfahren sehr lange dauern kann, manchmal sehr viel länger als ein so genanntes »Kontrastgutachten«. Für Sie heißt das, dass Sie – möglicherweise – am Ende vielleicht Recht bekommen, dennoch aber viel zu viel kostbare, da führerscheinlose, Zeit verloren haben.
Ich kann Ihnen also zum Rechtsweg nur dann raten, wenn das Gutachten über Sie wirklich ganz ausnehmend schlecht und nachlässig geschrieben worden ist. Und wenn ich es recht bedenke, so rate ich Ihnen auch in diesem Fall nicht dazu. Denn selbst dann wird man von Ihnen ein weiteres, qualitativ besseres Gutachten fordern.

> Das Beschreiten des Rechtsweges in einem Verfahren zur Wiedererteilung der Fahrerlaubnis hat keine großen Erfolgschancen. Diese Vorgehensweise ist daher generell nicht zu empfehlen.

Das Kontrastgutachten

Eine Alternative zum Rechtsweg ist das so genannte »Kontrastgutachten«. Der Unterschied zwischen »Zweitgutachten« und »Kontrastgutachten« besteht darin, dass das Zweitgutachten geraume Zeit (mindestens ein halbes Jahr) nach der ersten Begutachtung erstellt wird, während das Kontrastgutachten deutlich eher abgegeben werden kann.

Wenn Sie sich also sagen, der Gutachter habe Sie nicht richtig verstanden, Sie seien mit ihm nicht recht klar gekommen, dann können Sie zu einer anderen Begutachtungsstelle gehen, um dort einen weiteren Versuch zu starten.

Zurückstellung des Antrags auf Führerschein-Wiedererteilung

Diese Möglichkeit steht Ihnen immer frei. Entscheiden Sie sich dafür, dann bitten Sie die Behörde, vorerst keine Entscheidung über Ihren Antrag zu treffen, sondern diese Entscheidung zurückzustellen, bis Sie eine weitere MPU gemacht haben. Die Verwaltungsbehörde wird dann die nötigen Unterlagen, die sie von der Begutachtungsstelle wieder zurückbekommen hat, an die andere Begutachtungsstelle versenden.

Sie brauchen allerdings die Verwaltungsbehörde bei dieser Gelegenheit nicht davon in Kenntnis zu setzen, wie das erste Gutachten ausgefallen ist. Man kann es sich dort natürlich denken, wenn Sie eine zweite Begutachtung beantragen, mehr aber nicht. Genaues weiß die Behörde zu diesem Zeitpunkt nicht. Die überlassenen Unterlagen wurden von der Begutachtungsstelle lediglich mit einem neutralen Begleitschreiben zurückgesandt; dieses Schreiben enthält keinen Hinweis darauf, dass Sie überhaupt bei der Untersuchung waren.

Wann empfiehlt sich ein Kontrastgutachten?

Empfehlenswert ist ein Kontrastgutachten allerdings nur unter ganz bestimmten Bedingungen: ausschließlich dann, wenn Ihnen das erste Gutachten in keiner Weise gerecht wird.

Kontrastgutachten sind nämlich eine heikle Sache. Sachfremde, kollegiale Rücksichtnahmen von Gutachtern spielen manchmal auch dann eine Rolle, wenn Sie vom TÜV zur DEKRA oder umgekehrt wechseln. Und Sie selber haben sich vielleicht beim Durchlesen des ersten Gutachtens vor allem darüber geärgert, daß der MPU-Psychologe Sie gar zu präzise beschrieben hat ...

Die Wahrscheinlichkeit, dass ein Kontrastgutachten genauso ausfällt wie das wenige Wochen zuvor erstellte Erstgutachten, ist also aus mehreren Gründen deutlich erhöht. Die Chancen für ein besseres Kontrastgutachten sind für Sie umso höher, je mehr Zeit zwischen den beiden Begutachtungen verstrichen ist. In den allermeisten Fällen ist ein Kontrastgutachten jedoch hinausgeworfenes Geld. Sinnvoller ist ein Zweitgutachten im Abstand von mindestens einem halben Jahr.

Das Obergutachten

Was ist ein Obergutachten?

Ein Obergutachten ist im Wesentlichen nichts anderes als ein ausführlicheres Kontrastgutachten. Erstellt wird so ein Obergutachten nicht vom TÜV, sondern von einer – lachen Sie nicht – Obergutachterstelle. Diese Obergutachterstelle befindet sich meistens an Universitäten, gekoppelt an Lehrstühle für Verkehrspsychologie. Organisatorisch sind sie zwar unabhängig vom TÜV, die Gutachter dort, die in aller Regel Professoren sind, haben die Verkehrspsychologie – und vor allem die Fahreignungsbegutachtung – allerdings auch an einer Begutachtungsstelle gelernt.
Wo sonst? Man kann dieses Geschäft nun einmal nur dort lernen, wo es hauptsächlich betrieben wird. Die Obergutachter kommen also »aus dem gleichen Stall« wie Ihr Erstgutachter; ihre Beurteilungskriterien sind denen beim TÜV sehr ähnlich. Die Untersuchung für ein Obergutachten ist sehr viel intensiver, zeitaufwändiger, das dann erstellte Gutachten infolgedessen viel ausführlicher, die ganze Angelegenheit folglich auch erheblich teurer. Und in etwa genauso erfolgversprechend bzw. hoffnungslos wie ein ganz normales Kontrastgutachten.

Das Gutachten akzeptieren

Das MPU-Gutachten »akzeptieren« muss keineswegs heißen, dass Sie sich das Gutachten inhaltlich voll zu eigen machen, dass Sie die Entscheidung des Gutachters für gut und angemessen halten. Das Gutachten »akzeptieren« heißt für Sie zunächst nur, dass Sie gegen das Gutachten und die darauf (fast) unvermeidlich folgende Entscheidung der Behörde nichts unternehmen wollen.

Zurückziehen des Antrags

Wenn Sie sich also – vorerst – dafür entscheiden, dann gehen Sie auch in diesem Fall zur Verwaltungsbehörde und ziehen dort – ohne weitere Begründung, so etwas ist nicht nötig – Ihren Antrag auf Wiedererteilung der Fahrerlaubnis einfach zurück. Sie ersparen sich damit einen »rechtsmittelfähigen Versagungsbescheid«, der Sie lediglich einiges an Gebühren kostet, am Endergebnis der ganzen Prozedur aber nichts ändert; Ihren Führerschein bekommen Sie in dem einen wie in dem anderen Fall vorerst nicht.

Die erneute Untersuchung

Damit kann die Angelegenheit für Sie – natürlich – noch nicht erledigt sein. Nach Ablauf einer angemessenen Frist sollten Sie vielmehr erneut einen Antrag auf Wiedererteilung der Fahrerlaubnis stellen, d. h. erneut zu einer MPU erscheinen. »Angemessene Frist«, das sollte ein Jahr sein, es kann aber auch kürzer sein. Ein halbes Jahr sollten Sie aber nicht unterschreiten; die Wahrscheinlichkeit, dass sich der neue Gutachter einfach dem Kollegen anschließt, ist sonst zu hoch (Sie erinnern sich noch an das, was wir an anderer Stelle über Rücksichtnahmen gesagt haben).

Was ist eine »angemessene Frist«?

Bevor Sie zu einer neuen MPU erscheinen, sollten Sie sich gut darauf vorbereiten. Versuchen Sie herauszubekommen, warum es beim ersten Mal nicht geklappt hat. Einmal abgesehen vom Gutachter: Was war bei Ihnen noch nicht so, wie es sein müsste? Was fehlte noch? Seien Sie so selbstkritisch wie nur möglich, schonen Sie sich und Ihre Eitelkeit nicht.

> Auf jeden Fall sollten Sie das erste Gutachten sehr sorgfältig lesen. Wenn Sie es nach einigen Wochen, nachdem der erste große Ärger darüber einigermaßen verflogen ist, wieder hervorholen, werden Sie – bei ruhiger Sicht der Dinge – möglicherweise feststellen, dass der Gutachter in manchen Dingen vielleicht doch Recht hatte, dass bei Ihnen tatsächlich noch einiges änderungsbedürftig ist. Versuchen Sie das zu ändern, bevor Sie erneut antreten, Sie fallen sonst wieder rein!

Empfehlungen des Erstgutachtens berücksichtigen

Standen irgendwelche Empfehlungen im Gutachten? Dass Sie zu einer Selbsthilfegruppe gehen sollten, gar eine Alkohol-Entziehungskur machen sollen? Sie müssen solchen Ratschlägen natürlich nicht blind folgen, aber Sie sollten sie als Stellungnahme eines Fachmanns ernst nehmen und gründliche Überlegungen daran knüpfen. Sprechen Sie mit Ihrem Partner, mit Verwandten oder Bekannten.

Der Untersuchungsanlass »Drogen«

Als 1992 die erste Auflage des »Testknackers« erschien, gab es den Untersuchungsanlass »Drogen« zwar schon, er spielte aber in der täglichen Praxis der Begutachtungsstellen für Fahreignung eine eher untergeordnete Rolle. Zahlenmäßig machte er allenfalls ein paar Prozent der Gutachten aus. Vom fachlichen Standpunkt aus war das Untersuchungsgebiet noch neu und unvertraut; Mediziner und Psychologen stocherten weitgehend im Nebel, sodass Ratschläge an mögliche MPU-Kandidaten mindestens ebenso nebulös und nur begrenzt hilfreich gewesen wären.

Zahl der drogenauffälligen Kraftfahrer nimmt zu

In den Jahren seither hat das Thema »Drogen« für die medizinisch-psychologische Untersuchung ganz erheblich an Bedeutung gewonnen. Mit der Anzahl der zu untersuchenden Fälle ist auch die Methodik, sind die Entscheidungskriterien immer konkreter und fassbarer geworden.

Autor und Verlag haben sich deshalb entschlossen, dem Thema »Drogen am Steuer« im Rahmen dieser grundlegend revidierten Neuauflage ein eigenes Kapitel zu widmen. Wohlgemerkt ein Kapitel – kein zusätzliches Buch, denn sehr viel, eigentlich das meiste von dem, was zuvor über die Untersuchung bei alkoholauffälligen Kraftfahrern zu lesen war, gilt auch für den Untersuchungsanlass »Drogen«. Das heißt:

> Dieser Abschnitt über Drogen setzt die Lektüre, zumindest aber das aufmerksame Überfliegen der vorherigen Kapitel voraus.

Was sind Drogen?

Das Wort »*Droge*« wird von den meisten Menschen ganz selbstverständlich verwendet, als ein im Deutschen längst verwurzeltes Fremdwort, von dem jeder weiß, was es bedeutet. Dabei hat dieser Begriff hierzulande einen Wandel durchgemacht, in dessen Verlauf sich die Bedeutung beträchtlich veränderte, genauer gesagt: einengte. Ursprünglich war »Droge« lediglich ein anderes Wort für »Medikament«, wurde benutzt für Heilmittel jeglicher Art. Das Wort »Drogerie« – eigentlich: Drogenhandlung – erinnert noch an diese alte, ursprüngliche Bedeutung. Heute bezeichnet man als »Drogen« nur noch jene Medikamente – besser: jene chemischen Substanzen –, die das Bewusstsein, das Denken und Fühlen beeinflussen. Wissenschaftler klassifizieren die Drogen zum einen nach ihrer Wirkung (schmerzstillend und -lindernd, aufputschend etc.), zum anderen nach ihrer chemischen Zusammensetzung (Opiate, Kokain, Alkohol etc.).

Bedeutungsvarianten im juristischen Sinn

Juristen haben es sich dagegen angewöhnt, die verschiedenen Drogen nach den Vorschriften zu sortieren, die ihren Gebrauch (oder Nichtgebrauch) regeln. Sie unterscheiden drei Gruppen:

- *Rauschdrogen* – das sind Substanzen wie Kokain, Heroin oder LSD, die es in normalen Apotheken nicht zu kaufen gibt, die (mit wenigen Ausnahmen) illegal erworben werden müssen;
- *Medikamente* – das sind Substanzen wie Schlafmittel, Beruhigungs-, Schmerz- oder Aufputschmittel, die in jeder Apotheke nach ärztlicher Verordnung straffrei erworben und anschließend benutzt werden können, während der Umgang mit ihnen ohne Rezept verboten bleibt;
- *Alkohol* – na ja, diese Droge braucht nicht vorgestellt zu werden, es gibt sie unbeschränkt und zum beliebigen Gebrauch zu kaufen.

In unserem Sinn wollen wir, dem Verständnis jener verwaltungsrechtlichen Vorschriften folgend, die Grundlage für die medizinisch-psychologische Untersuchung sind, als »Drogen« in erster Linie die *illegalen Rauschdrogen* verstehen, in zweiter Linie und mit Einschränkungen auch *bewusstseinsverändernde Medikamente.*

Drogen im Straßenverkehr

Erinnern Sie sich noch an den Gesetzestext, Trunkenheit im Straßenverkehr betreffend? Der Trunkenheit im Verkehr, hieß es da, mache sich schuldig, »wer ... ein Fahrzeug führt, obwohl er infolge des Genusses alkoholischer Getränke oder anderer berauschender Mittel nicht in der Lage ist, das Fahrzeug sicher zu führen.«

Die Rede ist also von »alkoholischen Getränken«, aber auch von »anderen berauschenden Mitteln«. Im Klartext heißt das, dass jeder, der unter dem Einfluss von Heroin, Kokain, Haschisch, Ecstasy oder anderen illegalen Rauschdrogen im Straßenverkehr angetroffen wird, wegen Trunkenheit im Verkehr bestraft wird.

Fahrten unter Drogen sind grundsätzlich strafbar

Anders als beim Alkohol gibt es für Konsumenten von illegalen Rauschdrogen keine gesetzlichen Grenzwerte, unterhalb derer eine Fahrt eventuell noch erlaubt wäre. Eine Fahrt unter Drogeneinfluss ist also grundsätzlich strafbar, wobei »Drogeneinfluss« in der Rechtspraxis schlicht bedeutet, dass bei einem Kraftfahrer für den Zeitpunkt der Fahrt im Urin oder im Blut Spuren von Drogen nachweisbar sind. So wenig es Grenzwerte für die Strafbarkeit gibt, so wenig gibt es solche für den Gang zur MPU. Wer also dabei erwischt worden ist, wie er nach einem Joint oder einem »Schuss« noch Auto gefahren ist, muss sich *in jedem Fall* vor dem Wiedererhalt des Führerscheins einer MPU unterziehen.

Fahrten unter Drogeneinfluss sind inzwischen alles andere als selten, Experten der Polizei gehen davon aus, dass sie im Laufe der letzten Jahre dramatisch zugenommen haben. Verurteilungen wegen dieses Delikts sind aber immer noch relativ selten, die Dunkelziffer für Rauschgift am Steuer ist erheblich höher als die ohnehin schon hohe Dunkelziffer für Alkoholfahrten.

Das liegt natürlich daran, dass Polizisten ebenso wie ihre »Kundschaft« in einer Gesellschaft aufgewachsen sind, die das charakteristische Verhalten eines Betrunkenen sehr gut kennt. Und selbst wenn sich ein alkoholisierter Fahrer trotz erheblicher Promille noch normal und unauffällig geben kann, so verrät ihn der spezifische Alkoholgeruch in den allermeisten Fällen doch. Und bevor die Polizei eine relativ aufwändige und kostspielige Blutprobe veranlasst, kann sie den durch Geruch oder sonstige charakteristische Kriterien aufgetauchten Verdacht mit Hilfe eines Alkomaten ebenso leicht wie zuverlässig erhärten.

Methoden der Erkennung werden erprobt

Bei den illegalen Rauschdrogen dagegen ist das nicht so einfach, die Verhaltensweisen unter Drogeneinfluss sind je nach Rauschmittel verschieden, der Blick des normalen Streifenpolizisten darüber hinaus ist längst nicht so geschult. Abgesehen vom Haschisch gibt es auch keinen verräterischen Geruch und: Noch gibt es *keine* praxisreife Methode, einen vagen Verdacht auf akuten Drogenkonsum mit einer Art »Drogomat« schnell, kostengünstig und verlässlich abzuklären.

Wann muss ich wegen Drogen zur MPU?

Wenn dennoch die Zahl der MPU-Kandidaten mit dem Untersuchungsanlass »Drogen« stetig steigt, so liegt das an der weitaus strengeren Gesetzeslage und Verwaltungspraxis auf diesem Gebiet. Während der Trinker – vom durchschnittlichen Alkoholkonsumenten »Marke: gelegentlich ein Bier« bis zum »Kampftrinker Leistungsklasse« – unter dem Schutz des freien Austauschs von Waren und Dienstleistungen steht und erst dann Ärger bekommt, wenn er im Rausch etwas anstellt, steht der Konsument illegaler Rauschdrogen allein wegen des Konsums an sich mit einem Bein immer im Gefängnis. Um speziell in Sachen Führerschein Ärger zu bekommen, ist es für ihn *nicht* erforderlich, dass er unter Drogeneinfluss am Steuer ertappt wird.

> Es reicht eine Verurteilung – in manchen Fällen sogar ein bloßes Ermittlungsverfahren – wegen Verstoßes gegen das Betäubungsmittelgesetz (BtMG), um bei der Führerscheinbehörde Zweifel an Ihrer Fahreignung zu wecken.

Die Argumentationskette der MPU-Behörde

Der Hintergrund für diese Praxis ist die Annahme, dass der Konsum illegaler Drogen über kurz oder lang in den meisten Fällen zum Missbrauch führt, dass Missbrauch zwangsläufig unkontrollierten Konsum nach sich zieht und dass jemand, der seinen Drogenkonsum nicht mehr kontrollieren kann, sehr wahrscheinlich auch mit einiger Regelmäßigkeit unter akutem Drogeneinfluss oder zumindest unter den Nachwirkungen eines Drogenrausches stehend am Straßenverkehr teilnehmen wird.
Die durch diese Argumentationskette begründeten behördlichen Eignungszweifel lassen sich dann – wir kennen das von den Alkoholfahrern – nur durch ein positives Gutachten einer amtlich anerkannten medizinisch-psychologischen Untersuchungsstelle ausräumen.

Widerspruch ist wenig sinnvoll

Ein formeller Widerspruch gegen die Anordnung einer MPU ist auch beim Untersuchungsanlass »Drogen« nicht möglich. Das liegt daran, dass eine MPU kein »belastender Verwaltungsakt« ist, gegen den man – wie gegen jede Verwaltungsentscheidung – gerichtlich vorgehen könnte. Erst der Versagungsbescheid, mit dem Ihnen die

Behörde mitteilt, dass es mit der Wiedererteilung des Führerscheins vorerst nichts wird, wäre so ein »belastender Verwaltungsakt«. Da aber die Gutachtensaufforderung *kein* Verwaltungsakt ist, kann sie mit den Mitteln der Verwaltungsgerichtsbarkeit nicht angefochten werden.

Der Beamte bei der Führerscheinstelle hat nur wenig Entscheidungsspielraum. Wenn er die Informationen des Gerichts über Ihre Verurteilung, die Mitteilung der Kripo über das Ermittlungsverfahren gegen Sie erhält, muss er handeln.

Der (seltene) Glücksfall: Einstufung als Probierer

Ein – zugegeben kleines – Schlupfloch gibt es für die Behörde und vor allem für Sie. Auf ein Führerscheinentzugsverfahren und damit eine MPU kann die Behörde dann verzichten, wenn bereits aus den der Behörde zugeleiteten Informationen klar wird, dass es sich bei Ihnen weder um einen Drogensüchtigen noch um einen mehr oder weniger regelmäßigen Drogenkonsumenten handelt, sondern Sie lediglich als Probierer einzustufen sind, der bei den ersten Versuchen zum Erwerb und Konsum der Droge schon ins Netz der Polizei gegangen ist.

Dieser Glücksfall, dass für die Führerscheinbehörde aus den Unterlagen von Polizei oder Gericht bereits ersichtlich ist, dass es sich bei dem Beschuldigten um einen »kleinen Fisch« handelt, ist allerdings sehr selten, ist vor allem beschränkt auf die »weiche Droge« Cannabis (Haschisch oder Marihuana). (Sie jedenfalls scheinen von diesem Glücksfall nicht profitiert zu haben, sonst wären Sie jetzt nicht dabei, sich in diesen Ratgeber zu vertiefen.)

Das Facharztgutachten

Wann wird ein Facharzt hinzugezogen?

In Fällen, in denen es »lediglich« um den Konsum von *Cannabis* (Haschisch oder Marihuana) geht, hat es sich in manchen Bundesländern eingebürgert, vor der Drogen-MPU ein so genanntes *Facharztgutachten* zu verlangen. Facharzt in diesem Sinne ist ein Arzt für Psychiatrie und Neurologie oder auch ein verkehrsmedizinisch geschulter Arzt bei einer medizinisch-psychologischen Untersuchungsstelle. An einem solchen Facharztgutachten ist, wie der Name schon sagt, kein Psychologe beteiligt, es ist also um einiges billiger als das Komplettprogramm der MPU.

Das Facharztgutachten soll vorab klären, ob der Delinquent *regelmäßig* Cannabis konsumiert (hat). Durch dieses abgestufte Vorge-

hen will man – so wird oft argumentiert – den Grundsatz der Verhältnismäßigkeit wahren, man möchte Ihnen also Kosten vermeiden helfen.
Kosten sparen Sie dann, wenn bereits beim Facharztgutachten festgestellt wird, dass Sie auch weiterhin Cannabis (oder andere Drogen) konsumieren. Dann nämlich wird Ihr Führerschein gleich eingezogen, die teurere MPU ist hinfällig geworden. Kommen Sie aber ungeschoren durch das Facharztgutachten, und die meisten fallen durch dieses relativ grobe Raster hindurch, dann wird die MPU doch noch fällig. Und dann zahlen Sie natürlich doppelt!

Kosten einer Drogen-MPU

Apropos zahlen: Eine MPU zum Untersuchungsanlass »Drogen« kostet rund 750 DM (Stand: Frühjahr 1998), inklusive der einmaligen Urinanalyse am Untersuchungstag. Urinanalysen, die Sie vorher machen ließen und mitbringen, kosten extra (ca. 200 DM pro Analyse), gleiches gilt auch für die Haaranalyse (ca. 300 DM).

Was erwartet der Gutachter von mir?

Nun, dies an erster Stelle, damit Sie sich keine Illusionen machen:

> Die MPU-Gutachter erwarten von Ihnen, dass Sie schon geraume Zeit vor der Untersuchung *keinerlei* illegale Rauschdrogen mehr genommen haben.

Das entscheidende Kriterium: Drogenabstinenz

Anders als beim Untersuchungsthema Alkohol gibt es bei den Drogen *keinen* Spielraum für irgendwelche Verhandlungen. So wenig es bei Drogen im Straßenverkehr einen Grenzwert gibt, unterhalb dessen die Verkehrsteilnahme noch erlaubt ist, so wenig gibt es beim Konsum an sich eine Konsummenge oder Konsumfrequenz, die in der MPU toleriert werden würde. Es geht einzig um die Frage, ob die geforderte und von jedem, der nicht naiv ist, natürlich eindringlich behauptete *Drogenabstinenz glaubhaft* ist.

Die Anforderungen hängen vom Konsumententyp ab

Wenn es oben hieß, man fordere von Ihnen eine »schon geraume Zeit« dauernde Drogenabstinenz, so bedarf der Begriff »geraume Zeit« natürlich einer näheren Erläuterung. Was darunter zu verstehen ist, hängt ganz wesentlich von Art und Intensität Ihres früheren Drogenkonsums ab.

Die Begutachtungsstellen unterscheiden drei Konsumententypen:

- den *Probierer,* d. h. den – meist jugendlichen – neugierigen Menschen, der von der Droge eben mal genascht hat (oder gar erst naschen *wollte,* wegen des polizeilichen Zugriffs aber nicht mehr dazu kam) und bei dieser Gelegenheit in die Mühlen von Polizei und Justiz geraten ist und nun um seinen Führerschein kämpfen muss;
- den *Drogenmissbraucher,* d. h. den schon relativ erfahrenen Drogenkonsumenten, der mehr oder weniger regelmäßig eine oder mehrere Drogen konsumiert, aber noch nicht im strengen Sinne drogenabhängig ist;
- den *Drogensüchtigen,* der Konsum und Missbrauch soweit getrieben hat, dass er ohne große Anstrengung (meist auch nicht mehr ohne fremde Hilfe) aus dem Drogenkreislauf nicht herausfindet.

Drei Typen von Drogenkonsumenten

Der aufmerksame Leser wird bei dieser Aufzählung den schlichten *Drogenkonsumenten* vermissen, das Pendant zum kontrollierten Genusstrinker. Den gibt es natürlich, klar, der ist aber in einer Gesellschaft wie unserer, die nie Gelegenheit hatte, eine Haschisch-, Opium- oder Kokainkultur zu entwickeln (so wie sie eine Alkoholkultur entwickelt hat), ein ziemlich seltener Vogel. Sollten Sie, gerade Sie, eines dieser raren Exemplare sein, dann kann ich Ihnen nur raten, bei der MPU auf diesem Punkt nicht zu beharren. Dass Sie Drogen souverän und kontrolliert konsumieren können, werden Sie einem – noch dazu berufsmäßig misstrauischen – fremden Menschen kaum plausibel machen können.

Je intensiver der Konsum, umso länger die Abstinenz

Die unterschiedlichen Fristen der Abstinenz

Vom *Probierer* wird man keine allzu lange Zeitdauer der Abstinenz fordern, einige Monate – die Zeit zwischen der polizeilichen Auffälligkeit und dem Termin der MPU – sollten genügen. Wem in dieser frühen Phase der möglichen Drogenkarriere bereits auf die Finger geklopft wurde, der hat noch keine so eingeschliffenen Gewohnheiten entwickelt, dass er sich mühsam daraus befreien müsste.

Der *Drogenmissbraucher* muss eine mindestens einjährige strikte Drogenabstinenz nachweisen können (zur Nachweismethode später mehr). Er hat die Droge(n) ganz offensichtlich kennen und schätzen gelernt, sonst hätte er sie nicht über einen längeren Zeitraum hinweg konsumiert. Er hat die Droge geliebt, sonst hätte er nicht so viel Geld für ihren Erwerb aufgewendet, hätte nicht für sie seine bürgerliche Unbescholtenheit aufs Spiel gesetzt. Er wird sich nicht mit einem lockeren Fingerschnippen von heute auf morgen und völlig problemlos von dieser lieb gewordenen Gewohnheit trennen können. Er wird um die Abstinenz kämpfen müssen, bei ihm wird man mindestens ein Jahr warten, ehe man die bestehende Abstinenz als hinreichend zuverlässig und stabil diagnostizieren kann.

Die Erwartungen an den Drogensüchtigen

Vom *Drogensüchtigen* wird man noch ein bisschen mehr erwarten. Süchtige, gleich welcher Art, können sich – das lehrt lange Erfahrung – in den seltensten Fällen ganz alleine auch langfristig zuverlässig von ihrer Sucht befreien. Der Drogensüchtige sollte deshalb eine Drogentherapie gemacht haben, vorzugsweise stationär, gegebenenfalls auch ambulant, auf jeden Fall aber sollte er *längerfristig und regelmäßig* eine Drogenberatungsstelle und/oder eine Selbsthilfegruppe besucht haben, bevor er zur MPU antritt. Die einjährige Abstinenzdauer versteht sich nach dem oben Gesagten von selber, wobei nach einer stationären Drogentherapie eine einjährige »Abstinenz in der freien Sozialgemeinschaft« gefordert wird. Sie müssen also ein Jahr *nach* Beendigung Ihrer Drogentherapie abstinent geblieben sein.

»Ein Jahr« heißt natürlich nicht stumpf und stur 365 Tage, sondern »ungefähr ein Jahr«. Wenn Sie elf Monate nach dem nachweislichen Beginn Ihrer Abstinenz zur MPU erscheinen, wird man Ihnen das nicht ankreiden – es sei denn, Sie geraten an einen stumpfen und sturen Gutachter; die gibt es auch.

Belege und Bescheinigungen mitnehmen

Sie erhalten das gewünschte positive Gutachten dann und nur dann, wenn Sie diese Bedingungen nicht nur erfüllt haben, sondern auch im psychologischen Untersuchungsgespräch glaubhaft machen und durch die medizinischen Befunde bestätigen können.

Harte Fakten, die für Sie sprechen, sollten Sie auch belegen. Wenn Sie an einer Drogentherapie teilgenommen haben, dann bringen Sie zur Untersuchung den Entlassungsbericht der Drogenklinik mit oder reichen ihn später nach. Waren Sie bei einer Beratungsstelle, dann lassen Sie sich die Gespräche dort ebenfalls bestätigen. Bei Selbsthilfegruppen ist es mitunter problematisch, da manche von ihnen keine Bescheinigungen ausstellen. Macht nichts, der MPU-Gutachter weiß das. Was Sie aber belegen können, das sollten Sie in jedem Fall auch belegen.

Das drogenfreie Jahr und seine Konsequenzen

Aus dem bisher Gesagten folgt: Eine MPU für Personen, die mehr als nur Probierer waren, ist sinnlos, wenn bereits aus den vorliegenden Akten klar hervorgeht, dass am Tag der Untersuchung der letzte Drogenkonsum deutlich weniger als ein Jahr zurückliegt.

Wenn Sie z. B. im Februar bei einer Polizei-Razzia mit fünf Ecstasytabletten erwischt wurden, dann hat eine MPU im September eigentlich keine Aussichten auf Erfolg. Selbst wenn die Polizei im Zuge ihrer Ermittlungen damals keine Urin- oder Blutprobe genommen hat, aktueller *Konsum* also nicht nachgewiesen wurde, so dürften Sie trotzdem Ihre liebe Not damit haben, den Gutachter davon zu überzeugen, dass Sie die Ecstasytabletten eigentlich schon vor zwei Jahren erworben und bloß in der Jacke vergessen hatten.

Wenn Ihre Geschichte nicht *wirklich* gut, d. h. belegbar oder zumindest zwingend plausibel ist, dann sollten Sie Ihren Termin zur MPU so weit verschieben, bis das drogenfreie Jahr tatsächlich nachweisbar ist.

Terminverschiebung, um Zeit zu gewinnen

Wenn Sie Führerscheininhaber sind und Ihnen die Behörde ohne MPU mit dem sofortigen Entzug droht, dann sind Sie natürlich in einer Zwickmühle. Geht es lediglich um einige Wochen, um zwei oder drei Monate, die Ihnen zum drogenfreien Jahr fehlen, dann sollten Sie auf Zeit spielen und das Drohinstrumentarium der Behörde vor dem tatsächlichen Entzug über sich ergehen lassen.

Das heißt, Sie melden sich bei der Untersuchungsstelle Ihrer Wahl an, machen Terminschwierigkeiten beruflicher oder sonstiger Art geltend und versuchen, einen möglichst späten Termin zu bekommen. Haben Sie bereits nachweislich einen Termin vereinbart, wird die Behörde in der Zeit bis zum Termin den Führerschein nicht entziehen können. Lassen Sie sich einen guten (notfalls auch attestierbaren) Grund einfallen, warum Sie diesen ersten Termin platzen lassen müssen.

> Vorsicht! Termine bei der MPU immer rechtzeitig, d. h. einige Tage vorher absagen! Sie riskieren sonst, dass man Ihnen 20 bis 50 Prozent der Untersuchungsgebühr (in Extremfällen auch die gesamte Gebühr) berechnet.

Eine zweite Verzögerungstaktik: Bringen Sie zur MPU einige der notwendigen Unterlagen nicht mit. Solange die Unterlagen nicht

vollständig sind, kann das Gutachten nicht abgeschlossen werden, in der Zeit zwischen Untersuchungstermin und Versand des Gutachtens wird die Behörde ebenfalls nicht entziehen können. Reizen Sie die Frist, die man Ihnen für die nachträgliche Übersendung der Unterlagen setzt, voll aus – aber auch nicht mehr!
Spielen Sie dieses Spiel gegebenenfalls mehrmals. Aber Vorsicht! Achten Sie sehr genau auf Drohsignale. Wenn die Führerscheinbehörde klipp und klar eine Bedingung formuliert und bei Nichterfüllung (oder verspäteter Erfüllung) dieser Bedingung mit Führerscheinentzug droht, dann sollten Sie das ernst nehmen. Dann ist kein Spielraum mehr für irgendwelche Zeitschindereien.

Die Besonderheiten der Drogen-MPU

Unterschiede zur Untersuchung wegen Alkoholauffälligkeit

Wer wegen Alkoholauffälligkeit zur MPU muss, kommt in den meisten Fällen als Führerscheinbewerber zur Untersuchung, sein Führerschein ist längst entzogen, er will seinen Führerschein wiederhaben.
Der Drogen-Klient hingegen geht im Regelfall zumindest in seine erste MPU als Führerscheininhaber. Das gerichtliche Verfahren wegen des BtMG-Verstoßes führt als solches zwar zu Geldstrafen, vielleicht auch Gefängnis (mit oder ohne Bewährung), relativ selten aber direkt zum Führerscheinentzug.
Beim Untersuchungsanlass »Drogen« hat der Gutachter darüber hinaus nur zwei Entscheidungsmöglichkeiten: »Fahreignung positiv« oder »negativ«. Der beim Thema »Alkohol« manchmal für beide Seiten so bequeme dritte Weg der Kurszuweisung ist hier nicht möglich. Es gibt keine anerkannten Kurse, durch die man die Fahreignung wiederherstellen könnte.
Eine weitere Besonderheit: Bei der Drogenfragestellung hat – zumindest theoretisch – nicht der Psychologe, sondern der Arzt die Federführung. Die Praxis in vielen Untersuchungsstellen hat jedoch gezeigt, dass oft der Psychologe die Hauptarbeit machen und die letzte Entscheidung treffen muss.

Der Ablauf der Drogen-MPU

Im Prinzip läuft die Drogen-MPU nicht viel anders ab als jene für die Trunkenheitsfahrer. Wie dort besteht auch hier die Untersuchung aus vier Teilen:

- Fragebögen
- Leistungstests
- medizinische Untersuchung
- psychologisches Untersuchungsgespräch

Die Fragebögen

Mit welchen Fragen müssen Sie rechnen?

Die Ihnen vorgelegten Fragebögen sind großenteils die gleichen wie bei den anderen so genannten »Täter-Anlässen«, also Trunkenheitsfahrer, Punktetäter und eben Drogenkonsumenten. Es geht in allen Fällen um allgemeine Angaben zu Ihrer Biographie. Darüber hinaus werden Sie einen, in manchen Untersuchungsstellen auch mehrere Fragebögen zum Thema »Drogen« beantworten müssen. Die hier gestellten Fragen sind recht konkret, es geht um den Zeitpunkt Ihres ersten und letzten Drogenkonsums, die Art der jemals von Ihnen konsumierten Drogen, Ihre Gefühle beim ersten Drogenkonsum, Ihre Erlebnisse beim Drogenrausch und überhaupt um die Bedeutung, die die Drogen für Sie hatten (haben?).

Möglichst bei der Wahrheit bleiben

Beim Ausfüllen der Fragebögen ist das einfachste und im Hinblick auf ein positives Untersuchungsergebnis sicherlich effektivste Vorgehen für Sie die Wahrheit – vorausgesetzt, Sie haben im Hinblick auf Ihren Drogenkonsum ein gutes Gewissen (was bedeutet, dass Sie bereits seit geraumer Zeit keinerlei illegale Rauschdrogen mehr konsumiert haben).

Sollten Sie sich – aus welchem Grund auch immer – entschließen, ein wenig (oder ein bisschen mehr) zu schwindeln, dann müssen Sie auf jeden Fall darauf achten, dass alles, was Sie hinschreiben,

- den aus den Akten bekannten Tatsachen genau entspricht,
- in sich widerspruchsfrei ist und
- sehr genau mit dem übereinstimmt, was Sie wenig später sowohl dem Arzt als auch dem Psychologen im Gespräch erzählen.

Das – drücken wir es vornehm aus – kreative Erstellen meiner ganz persönlichen Variante der Realität ist eine äußerst schwierige und riskante Angelegenheit und kann nur bei sehr guter Vorbereitung gelingen. Alles, was ich sage, muss in sich stimmig sein, es muss aber auch mit den dem Befrager bekannten Fakten in Einklang stehen. Wenn Sie sich nicht absolut sicher sind, dass Sie diesen Drahtseilakt souverän beherrschen, sollten Sie besser die Finger davon lassen. Ehrlich!

Die Leistungstests

Was die Einzelheiten der Leistungstests betrifft, möchte ich Sie auf das entsprechende Kapitel im vorderen Teil des Buches verweisen (siehe Seite 53 ff.).

Anzahl der Tests

Viele Begutachtungsstellen legen den »Alkoholtätern« zunächst einmal lediglich einen einzigen Test vor. Ergänzungstests werden erst dann nachgeschoben, wenn das Ergebnis des Standardtests den Psychologen nicht recht befriedigen kann. Ihnen als »Drogentäter« wird man möglicherweise von Anfang an eine ganze Serie von drei oder vier Tests vorlegen.

Stellenwert der Tests

Lassen Sie sich von diesen Tests nicht ins Bockshorn jagen; sie sind schwierig, das ist richtig, die Anforderungen, die man an Sie als ganz normalen Autofahrer stellt, sind aber recht gering. Wenn sonst alles stimmt, wenn das psychologische Untersuchungsgespräch zur Zufriedenheit verläuft, wenn der medizinische Untersuchungsbefund okay ist, dann wird man Sie wegen der mangelhaften Leistungstests alleine kaum durchfallen lassen können. Im allerschlimmsten Fall würde man dann der Zulassungsstelle empfehlen, Sie die komplette Fahrprüfung wiederholen zu lassen, um auf diese – recht zuverlässige Art und Weise abzuklären –, ob sich die Leistungsmängel im Test auch im praktischen Fahrverhalten auswirken – oder nicht.

Die medizinische Untersuchung

Spätestens bei der medizinischen Untersuchung wird es für Sie nun wirklich ernst. Beim Untersuchungsanlass »Drogen« spielt der medizinische Teil eine wesentlich wichtigere Rolle als beim Untersuchungsanlass »Alkohol«. Im letzteren Fall genügt von medizinischer Seite die *negative* Plausibilität, d. h., der Arzt ist bereits zufrieden, wenn durch seine Befunde die behauptete Umkehr bezüglich Alkoholkonsum oder -missbrauch *nicht* widerlegt wird. Bei der Drogenfragestellung hingegen besteht man auf einem *positiven* Beweis für Ihre langfristige Abstinenz.

Worauf achtet der Arzt?

Bei der groborganischen Untersuchung interessiert sich der Arzt sehr genau für Anzeichen, die auf früheren oder – vor allem – auf derzeitigen Drogenkonsum schließen lassen: enge oder auffallend weite Pupillen z. B., Hautverfärbungen und – natürlich! – Einstichstellen.
Klar, dass Sie mit einem Unterarm voll frischer Einstichstellen bei der MPU gar nicht zu erscheinen brauchen; es sei denn, Sie könnten diese Einstichstellen anderweitig plausibel erklären – und belegen! – z. B. durch eine intensive ärztliche Behandlung in letzter Zeit oder durch die Tatsache, dass Sie Diabetiker sind und regelmäßig Insulin spritzen müssen.
Was beim Alkohol die Leberwerte sind, das sind bei den Drogen *Urinprobe* und *Haaranalyse*.

Die Urinprobe

Beim Untersuchungstermin müssen Sie eine Urinprobe abgeben. Wenn Sie bereits ein ärztliches Laborattest über früher abgegebene Urinproben mitbringen, dann ist das eine feine und wichtige Sache (darüber gleich mehr), die Urinprobe vor Ort können Sie damit aber nicht umgehen. Auch dann nicht, wenn das mitgebrachte Attest von gestern ist.

Ablauf und Besonderheiten

»Urinprobe vor Ort« heißt, Sie müssen im Beisein des Arztes oder Psychologen, gegebenenfalls auch einer Hilfskraft in einen Plastikbecher urinieren. »Im Beisein« heißt nicht, dass diese Zeugen einfach nur auf der Toilette mit anwesend sind und während Ihrer Bemühungen Ihren Rücken betrachten. Der Zeuge will – nein: *muss* – sehen, wie sich aus Ihrem Geschlechtsteil der Urin in den Plastikbecher ergießt.
Der Grund ist einfach der, dass man Manipulationen vorbeugen möchte. Es hat Leute gegeben, die in der Hose einen Beutel körperwarmen Urin hatten, den sie dann mit einem dezent am Penis entlanglaufenden Plastikschlauch in den Becher entleerten.
Üblicherweise wird eine Person Ihres Geschlechts die Urinprobe überwachen (müssen!). Allenfalls der Arzt (die Ärztin) selbst wird beim Urintest einer andersgeschlechtlichen Person dabei sein. Bestehen Sie auf einer Person Ihres Geschlechtes, wenn Sie das so möchten.
Das Wasserlassen selbst kann unter den geschilderten Umständen leicht zum Problem werden. Auf Kommando und dann noch unter Beobachtung zu urinieren, ist nicht jedermanns Sache.

Nachfolgend zwei nützliche Tipps:

- Erhöhen Sie die Spannung! Lassen Sie auf dem Weg zur Untersuchungsstelle das Bahnhofsklo, das Pissoir an der Autobahnraststätte links liegen, gehen Sie vor der MPU nicht mehr aufs Klo. Machen Sie notfalls schon bei der Anmeldung die Hilfskraft darauf aufmerksam, dass Sie jetzt »könnten«.
- Dopen Sie sich! Trinken Sie vorher viel. Wasser ist nicht schlecht, Tee oder Kaffee ist besser, am besten ist ein harntreibender Tee aus dem Reformhaus, den Sie bei längerer Anfahrt in der Thermoskanne mitnehmen können.

Eine übermäßige Urinverdünnung bringt Ihnen nur Nachteile

Aber Vorsicht! Schütten Sie nicht maßlos Unmengen von Flüssigkeit in sich hinein. Besonders Schlaue versuchen immer wieder, durch hohe Flüssigkeitsaufnahme ihren Urin so weit zu verdünnen, dass eventuell darin vorhandene Drogenspuren nicht mehr nachweisbar sind. Das funktioniert und weil es funktioniert, wird bei der Urinanalyse auch der so genannte Kreatininwert bestimmt. Dieser Wert gibt Aufschluss über eine mögliche Verdünnung des Urins. Ist er zu niedrig, verliert die Urinprobe ihre Aussagekraft. Im günstigsten Fall müssen Sie dann nochmals zur Urinprobe erscheinen (mit zusätzlichen Fahrt- und Laborkosten), im ungünstigsten Falle schreiben Ihnen die MPU-Gutachter ein negatives Gutachten, weil ein wichtiger Befund nicht zu erheben war.

Wenn Sie irgendwann im Laufe Ihres Aufenthaltes bei der Untersuchungsstelle zum Wasserlassen bereit sind, machen Sie einen der Mitarbeiter darauf aufmerksam. Genieren Sie sich nicht, man kennt dort die Probleme. Wenn dann immer noch nichts geht, bitten Sie den Zeugen, den Wasserhahn aufzudrehen ...

Was geschieht mit der Urinprobe?

Der Inhalt des Bechers – man braucht nicht viel, ein oder zwei Schnapsgläser voll – wird in Röhrchen gefüllt, die dann in einem medizinischen Labor untersucht werden. Die Fragestellung an das Labor ist dabei von Untersuchungsstelle zu Untersuchungsstelle, von Fall zu Fall unterschiedlich. Das Interesse gilt manchmal nur den Drogen, wegen denen Sie Ärger mit Polizei und Justiz haben. In den meisten Fällen wird allerdings ein so genanntes *Drogenscreening* durchgeführt, d. h., man sucht nach allen gängigen Drogen inklusive suchtgefährlicher Medikamente (Schlaf-, Schmerz- und Beruhigungsmittel).

Sollte das Ergebnis der Urinanalyse positiv sein, dann wäre das ausgesprochen negativ für Sie. Naturwissenschaftler verstehen unter positiven Befunden nicht solche Befunde, die ihnen Freude bereiten, sondern sie meinen damit, dass der Befund etwas ergibt. Eine *positive Urinanalyse* bedeutet demnach, dass im Urin mindestens eine der fraglichen Drogen nachweisbar war. Man weiß also, dass Sie in den letzten Tagen oder Wochen vor der Untersuchung Haschisch geraucht, Kokain geschnupft oder Heroin gespritzt haben.

Damit ist alles klar: Das Gutachten fällt negativ aus, ein nächster Versuch ist frühestens in einem Jahr sinnvoll (Sie erinnern sich: die einjährige Abstinenz!).

Ein neuer Versuch nach Ablauf eines Jahres

Ein erneuter Versuch ist tatsächlich frühestens in einem Jahr sinnvoll, wenn Sie das dann notwendigerweise negative Gutachten bei der Behörde abgeben. In diesem Fall *weiß* die Behörde, weiß vor allem auch der nächste Gutachter, dass Sie z. B. noch im April Neunzehnhundertirgendwann Haschisch geraucht haben. Im November desselben Jahres eine einjährige Drogenabstinenz zu behaupten, hieße schon, die Einfalt der Gutachter auf eine sehr harte Probe zu stellen. Es kann nicht oft und eindringlich genug gesagt werden:

> Lassen Sie sich prinzipiell und in jedem Fall das MPU-Gutachten direkt zusenden und entscheiden Sie *erst dann* über eine mögliche Weitergabe an die Behörde.
> Geben Sie negative Gutachten *nicht* an die Behörde weiter. Wie alle anderen Unterlagen gelangt es in Ihre Akte und ist damit dem späteren Gutachter zugänglich – wo immer Sie sich zur nächsten MPU anmelden.

Die Haaranalyse bzw. die Urinproben-Messreihe

Eine »saubere« – sprich: negative oder befundfreie – Urinprobe beweist, dass Sie in den letzten Tagen oder Wochen vor der MPU keine der fraglichen Drogen genommen haben. Das immerhin, aber auch nicht mehr als das.

Der Nachweis des drogenfreien Jahres

Dem MPU-Mediziner ist das nicht genug. Nach einwandfreiem Befund über den momentanen Nichtkonsum von Drogen wird er von Ihnen einen Nachweis des drogenfreien Jahres verlangen. Der beste Nachweis ist eine Reihe von Messergebnissen, die sich über das fragliche Jahr erstreckt. Das heißt, Sie bringen zur MPU die Ergebnisse von sechs negativen (einwandfreien) Urinproben mit.

Folgende Bedingungen sind zu beachten:

> Die Urinproben müssen von einem Arzt, vom Gesundheitsamt oder gleich von einer medizinisch-psychologischen Untersuchungsstelle genommen worden sein.
> Sie müssen unter Sichtkontrolle genommen worden sein.
> Sie müssen in unregelmäßigen Zeitabständen genommen worden sein; der Arzt, das Gesundheitsamt etc. soll Sie dabei mit nur wenigen Tagen Vorwarnzeit zum Termin bestellt haben.

Dass die beiden letzten Bedingungen erfüllt worden sind, sollten Sie sich bestätigen lassen.

Die Haaranalyse als Alternative

Können Sie diese Messreihe nicht beibringen, weil Sie vielleicht zu spät von dieser Möglichkeit erfahren haben, dann wird man Ihnen eine Haaranalyse anbieten.

Ein Büschel Haare wird – ebenfalls von einem Arzt oder vom Gesundheitsamt – dicht über der Kopfhaut abgeschnitten und dann in einem Labor untersucht. Je nach Länge der Haare lässt sich Drogenabstinenz über einen längeren Zeitraum nachweisen.

Besonders Schlaue versuchen immer wieder, mit extra kurzen Haaren zu erscheinen, was eine Haaranalyse natürlich unmöglich bzw. kaum aussagekräftig macht. Die Folge: Das Gutachten fällt negativ aus, weil ein wichtiger Befund nicht zu erheben war. Der Trick ist also nicht empfehlenswert.

Kosten einer Urinproben-Messreihe

Eine Reihe von sechs über ein Jahr verteilten Urinproben ist sicherlich die beste und aussagekräftigste Nachweismethode – aber auch die teuerste. Eine Urinprobe kostet derzeit etwa 200 DM, während für eine Haaranalyse (die früher extrem teuer war) inzwischen ca. 300 DM berechnet werden.

Entscheiden müssen Sie selber. In den meisten Fällen wird Ihnen bei einer Erstbegutachtung die Entscheidung ohnehin durch die bereits verstrichene Zeit abgenommen.

Das psychologische Untersuchungsgespräch

Wenn Sie es bisher noch nicht getan haben, dann sollten Sie sich jetzt daran machen: die Kapitel über das psychologische Untersuchungsgespräch beim Untersuchungsanlass »Alkohol« sehr aufmerksam zu lesen (siehe Seite 63–102). Was dort gesagt wurde, gilt in wesentlichen Teilen auch für drogenauffällige Kraftfahrer.

Der Gutachter weiß viel über Sie

Machen Sie sich klar, dass dem Psychologen auf jeden Fall das Gerichtsurteil bzw. der Strafbefehl bekannt ist, dass er mit einiger Wahrscheinlichkeit auch über Auszüge aus den Ermittlungsakten der Polizei verfügt. Er weiß also in aller Regel relativ viel über Ihre Drogenvergangenheit.

Verharmlosung ist der falsche Weg!

Stellen Sie sich darauf ein, versuchen Sie auf gar keinen Fall, sich in Bezug auf Drogen harmloser darzustellen, als Sie es plausiblerweise sein können. Versuchen Sie nicht, die Rolle des bloßen Probierers zu spielen, wenn die Fakten dagegen sprechen.

Ein Heroinkonsument wird in aller Regel kein Probierer sein, ganz besonders dann nicht, wenn er Heroin bereits *gefixt* hat. Schon der bloße Erwerb von Heroin setzt eine erhebliche Vertrautheit mit der Drogenszene voraus (weil man anders an das Zeug gar nicht rankommt). Das Spritzen des Rauschmittels in die Vene setzt außerdem ein gewisses Know-how voraus. Und: Heroinkonsumenten haben oft eine ansehnliche Drogenkarriere hinter sich, bis sie sich an das weiße Pulver wagen. Fixer sind keine Anfänger!

Die Geschichte vom Probierer ist auch dann absolut unglaubwürdig, wenn Sie bereits zweimal (oder öfter) wegen irgendwelcher Verstöße gegen das Betäubungsmittelgesetz Ärger mit Polizei und Justiz hatten. Ein Probierer, der außer Neugier eigentlich (noch) keine Beziehung zum Stoff hat, lässt künftig die Finger davon, wenn ihm gleich bei den ersten »Experimenten« mit der Droge die Polizei dazwischenfährt. Lässt er es nicht, zeigt er damit seine große Vorliebe für den Stoff.

Indizien, die gegen Sie sprechen

Gleiches gilt, wenn Ihnen der Umgang mit mehr als einer Rauschdroge nachgewiesen wurde oder wenn damals Rauschmittel in erheblicher Menge bei Ihnen gefunden wurden, wenn Rauschmittelutensilien (Haschpfeife mit Cannabisanhaftungen, Spritze mit Spuren etc.) in Ihrem Besitz waren. Und wenn Sie nach einer Drogentherapie wieder rückfällig geworden sind, ist für den Gutachter sowieso alles klar.

Versuchen Sie gar nicht erst, irgendetwas aus Ihrer Drogenvergangenheit herunterzuspielen. Versuchen Sie nicht, sich als Probierer darzustellen, wenn Sie keiner mehr sind, sparen Sie sich die Geschichte vom Gelegenheitskonsumenten, wenn die bekannten Fakten einfach dagegen sprechen.

Blicken Sie nach vorne!

Entscheidend für den Erfolg einer MPU ist auch hier nicht die Vergangenheit, sondern letztlich die Gegenwart und die mögliche Zukunft.

Der aktuelle Befund gibt den Ausschlag

Selbst wenn Sie wegen Verstößen gegen das Betäubungsmittelgesetz eine Haftstrafe abgesessen haben, selbst wenn Sie bereits zwei Entziehungskuren hinter sich haben, weil Sie nach der ersten bald wieder rückfällig wurden – entscheidend wird immer sein, wie Sie *jetzt* dastehen in Bezug auf Drogen.

Wenn Sie Ihre Drogenvergangenheit zum Zeitpunkt der Untersuchung wirklich hinter sich gelassen haben, werden Sie dem Gutachter eine ganze Menge Geschichten erzählen können. Wenn Ihre persönlichen Drogenerfahrungen aber noch bis in die Gegenwart reichen, sollten Sie sich wirklich überlegen, ob sich Aufwand und Kosten einer MPU für Sie rentieren.

Register